Roglind

Martine

Irmtraud Tarr
Humor – der Schwimmring im Fluss des Lebens

Irmtraud Tarr

Humor – der Schwimmring im Fluss des Lebens

Patmos Verlag

VERLAGSGRUPPE PATMOS

PATMOS
ESCHBACH
GRÜNEWALD
THORBECKE
SCHWABEN
VER SACRUM

Die Verlagsgruppe
mit Sinn für das Leben

MIX
Papier | Fördert
gute Waldnutzung
FSC® C014496

Klimaneutral
Druckprodukt
ClimatePartner.com/14549-2003-1001

Die Verlagsgruppe Patmos ist sich ihrer Verantwortung gegenüber unserer Umwelt bewusst. Wir folgen dem Prinzip der Nachhaltigkeit und streben den Einklang von wirtschaftlicher Entwicklung, sozialer Sicherheit und Erhaltung unserer natürlichen Lebensgrundlagen an. Näheres zur Nachhaltigkeitsstrategie der Verlagsgruppe Patmos auf unserer Website www.verlagsgruppe-patmos.de/nachhaltig-gut-leben

Bibliografische Information der Deutschen Nationalbibliothek
Die Deutsche Nationalbibliothek verzeichnet diese Publikation in der Deutschen Nationalbibliografie; detaillierte bibliografische Daten sind im Internet über http://dnb.d-nb.de abrufbar.

Verlagsgruppe Patmos in der Schwabenverlag AG, Ostfildern
www.verlagsgruppe-patmos.de

Umschlaggestaltung: Finken & Bumiller, Stuttgart
Umschlagabbildung: Vicko Mozara/unsplash.com
Gestaltung, Satz und Repro: Schwabenverlag AG, Ostfildern
Druck: GGP Media GmbH, Pößneck
Hergestellt in Deutschland
ISBN 978-3-8436-1496-2

Inhalt

Vorwort

Beim Schreiben dieses Buches bewegte mich immer wieder die Frage: Darf ich überhaupt ein Buch über Humor und Lachen schreiben, während in der Welt so viel Furchtbares geschieht? Ich habe mich mit einem sanften „Und dennoch" dafür entschieden, weil ich überzeugt bin, dass wir gerade jetzt Werte und Haltungen brauchen, die uns Kraft und Zuversicht schenken, die uns Inseln verschaffen, die unversehrt bleiben und uns in finsteren Zeiten retten.

Als ich einmal in einem Augenblick der Wahrheit mein Findelkind fragte, wie ich ihn erzogen hätte, antwortete er: „Mit Humor und List." Bis heute lachen wir fast täglich, und zwar so viel, dass ich bis jetzt den unvermeidlichen Schicksalsschlägen trotzen konnte. Ich bin überzeugt: Wenn wir das Lachen nicht hätten, würden wir alle verrückt werden. Außerdem ist das Lachen wohl unser größtes Vergnügen im bekleideten Zustand. Wem ich selbst die Gabe des Humors verdanke, ob Gott, meinen Eltern oder meinen Genen, weiß ich nicht. Ich weiß nur, dass ich meinen Freunden unendlich dankbar dafür bin, dass sie mich immer wieder zum Lachen bringen und ich sie immer wieder zum Lachen bringe. Und dass meine Mutter ein großes Herz hatte, denn sie liebte alle – die Katholiken, die Evangelischen und sogar die unheilbar Humorlosen.

Was Humor überhaupt ist, wo er anfängt oder aufhört, weiß niemand so genau, sonst gäbe es nicht so viele Bücher und Theorien darüber. Der Volksmund behauptet: „Humor ist, wenn man trotzdem lacht!" (Otto Julius Bierbaum). Also eine unschätzbare Gabe, die uns hilft, den Unzulänglichkeiten dieser Welt mit heiterer Gelassenheit zu begegnen. Nicht durch Verdrängung von Bedrohungen und Übeln, sondern durch eine Haltung, die auch dem Ernsten Komisches abgewinnt. Allerdings sieht sich der Humor heute oft einem oberflächlichen Verständnis oder Optimismus ausgesetzt, der gern verwechselt wird mit Lustigkeit, Witzigkeit oder dem Vergnügen, gute Laune und Lachen zu provozieren.

Humor ist viel mehr. Er muss auch nicht immer mit Lachen, Publikum und Applaus einhergehen. Humor ist eine grundsätzliche Geisteshaltung, eine Lebens- oder Welteinstellung, die auch dann, wenn das Leben schwer wird, Menschen zum Lachen bringt, obwohl ihre Situation nicht zum Lachen ist. Humor ist eine Einstellung, die uns mit unserer liebevollen, tröstlichen, versöhnlichen Seite in uns in Verbindung bringt. Sie kann sich auch nach innen richten, indem man sich selbst nicht so wichtig und die Umstände nicht so ernst nimmt. Humor tritt als freier Spieler auf, der über allem steht. Er bringt Körper, Geist und Seele situativ ins Fließen, um Erstarrtes, Verfestigtes, Ernstes zu lockern und zu relativieren. „Panta rhei" hieß es bei Heraklit. „Flow" bei den Kreativen. Und „Cashflow" bei den Bänkern. Ihr gemeinsamer Nenner: Alles soll im Fluss bleiben. Humor negiert nicht das Schwere, sondern greift es auf, verflüssigt es und macht es weich. Anders gesagt: Humor ist eine heitere Art, ernst zu sein. Vieles verbindet ihn mit der Heiterkeit, die ursprünglich Klarheit als Zeichen der Weisheit bedeutete, durchaus mit dem Negativen rechnet und deshalb resistent gegen Enttäuschungen, Widrigkeiten und offen für Freudiges ist. Heiterkeit hat wie der Humor zum Ziel, unsere Würde zu wahren, gerade in der Begegnung mit den menschlichen Abgründen, weil sie uns leichter und souveräner macht, ohne das Schwere zu leugnen.

Humor und Lachen gehören zusammen. Man kann sie zwar zu wissenschaftlichen Zwecken trennen, um ihre Eigenheiten zu erforschen, aber die Resultate werden sie immer zusammenbringen, weil sie ein Drittes vereint: unser Herz, das wir füreinander haben.

Im Lachen fließt vieles ineinander: Wer wir sind, wer wir sein möchten, was uns wesentlich und bedeutsam ist, was man von sich wissen kann oder wissen sollte. Es gibt die helle, freundliche Seite des Lachens, aber auch die dunkle, ablehnende, ausgrenzende Seite. Menschen lachen einander nicht nur an oder zu, sie lachen einander auch aus. Das Bedeutungsspektrum reicht hier von der Abwertung durch das Lachen bis zu seiner manipulativen Ausnutzung und Bagatellisierung.

In schwierigen Zeiten haftet dem Lachen und dem Leichten der Ruf des Oberflächlichen an. Dabei zählt genau das Gegenteil: Lachen ist Fühlen. Selbst in dunklen Zeiten. Der Humor beschenkt uns mit einer Gabe: Wir dürfen mehr merken, mehr fühlen, als wir uns das normalerweise gestatten. Wir dürfen wahrnehmen und uns von der Anstrengung befreien, uns zusammenzuhalten, zurückzuhalten, herauszuhalten und durchzuhalten. Lachen ist ein Wutdrucksenker und tröstet uns darüber hinweg, wie wir wirklich sind, wie die Welt wirklich ist.

Humor ist eine bestimmte Haltung zu sich selbst und zur Welt. Er hat zwei Seiten: die Selbstrelativierung und die gelassene Souveränität, die die Gegebenheiten anerkennt und sich gleichzeitig darüber erhebt. Zumindest schafft er eine Brücke vom Ich zum Du, wenn wir einander auf die Schippe nehmen und augenzwinkernd etwas von unserem Inneren zeigen.

Humor ist im Grunde genommen eine Antwort auf die Frage: Wie soll man leben? Oder: Wie geht das Leben? Humor weitet den Blickwinkel, weil er die Dinge von verschiedenen Seiten betrachtet. Deswegen ist er eine kluge Sozialstrategie zur gewaltfreien Lösung von Spannungen, Rechthaberei und Machtgegockel, weil man sie auch weglachen kann. Humor als Lebenshaltung bedeutet nicht unbedingt, optimistisch zu sein. Es gibt Situationen, in denen das Glas nicht nur halb voll ist, sondern manchmal einfach nur leer. Ohnehin kommt es meist darauf an, was man einer Situation selbst für eine Deutung gibt. Man muss ja nicht jede Misere rosarot einfärben. Man muss auch nicht jeden Tag Gott dafür danken, dass er uns das Wetter geschenkt hat. Humor heißt, einverstanden zu sein mit dem, was ist. Und mehr noch: Die Schönheit zu erkennen und zu schätzen, aber eben nicht alles zu vergolden – nicht nur die Schönheit des Lebens, auch die eigene Schönheit, die in der Melancholie und der Trauer steckt. Deswegen halte ich es mit dem Schriftsteller Kurt Tucholsky, der empfahl: „Lerne lachen, ohne zu weinen."

Rheinfelden, Oktober 2023

PS: Erst am Schluss des Schreibens wurde mir die wahre Motivation für mein Thema schmerzhaft bewusst. Ich habe es nicht nur für meine Leser geschrieben, sondern auch für mich, da es mit einem Oberschenkelbruch endete. Seither erfahre ich am eigenen Leib täglich: Humor ist Glückssache, wenn es zum Weinen ist.

1. Lachen macht leicht

Zunächst ein paar Fragen:

Wie oft lachen Sie?
Worüber lachen Sie?
Mit wem lachen Sie am liebsten?
Wann vergeht Ihnen das Lachen?
Welche Note würden Sie Ihrem Humor geben – abzüglich Schadenfreude und Auslachen?
Wenn Sie an Ihr Ende denken, wäre es Ihnen lieber, Ihre Mitmenschen würden Ihren Sinn für Humor würdigen oder Ihre moralische Makellosigkeit?
Wollten Sie lieber als humorvoll oder als ernst geschätzt werden?

Lachen ist kein naiver Reflex – es kann unser Leben verändern, wenn es echt ist. Lachen sorgt für Entlastung und sozialen Ausgleich. Lachen ist die Auflehnung gegen die allgegenwärtige Angst und das katastrophengebeutelte Bewusstsein. Wir brauchen es wie das Atmen, um den Zumutungen des Alltags standzuhalten. Beobachten Sie sich selbst, wie Sie beim Lachen Weite und Raum bekommen, wie schlechte Gefühle sich verflüchtigen, wie Erleichterung, Heiterkeit und mitunter ein kleines Glück einkehren.

Lachen macht leicht, weil es viel kann und nichts muss. Es signalisiert: Nichts wird passieren, du bist sicher. Lachen wirkt therapeutisch, weil es geistesgegenwärtig macht. Es stiftet Mitmenschlichkeit, Zusammengehörigkeit, Lockerheit und Freundlichkeit. Es öffnet die Menschen füreinander, macht unser Herz und unsere Hände leichter, vor allem an Tiefpunkten, bei Anspannung, Hoffnungslosigkeit, Traurigkeit und Verzweiflung. Jemand, der andere zum Lachen bringt, hat im Nu das Eis gebrochen. Menschen, die nahe am Lachen gebaut haben, zeigen es uns jeden Tag. Sie tun sich nicht nur leichter in vielen Lebenslagen, sie erreichen auch mehr. Und sie neigen weniger zu Pessimismus, Depression und Einsamkeit, weil sie „mit leichtem Herzen geben, nehmen, halten und lassen".[1]

Lachen kann Glück sein, aber Glück ruft eher Überraschung oder Staunen hervor. Lachen hingegen ist Ausdruck der Überwindung von Glücklosigkeit, Befreiung und Erleichterung – nicht im Alleingang, sondern dort, wo Kontakt, Begegnung, Beziehung und Mitmenschlichkeit gelebt werden. Wer hat es nicht schon erlebt, dass man mit Lachen besser überzeugen kann als mit Argumenten oder dass sich aggressiv geladene Auseinandersetzungen entspannen und rigide Haltungen lösen? Lachen ist das Gegenteil von Verstummen, weil es Verständigung, Nähe, befreiende Spielräume, geglückte Formulierungen und neue Deutungen schafft. Lachen kann Mauern, Verhärtungen und Grenzen sprengen. Seine Wirkung besteht vor allem darin, die Welt aus der Distanz zu porträtieren, ihr das stressige Getriebe zu nehmen und die Dinge aus unerwarteten Blickwinkeln zu betrachten. Das ist befreiend, erleichternd und wohltuend.

Ein lachender Körper ist ein leichter Körper, der unsere Leiblichkeit ausdrückt, weil wir uns lösen, entspannen und nicht mehr anhaften. Wir geben uns dem Moment hin. Der Aufwand an Anstrengung und Geschick, den Menschen auf die Kontrolle und Unterdrückung von Launen und Macken verwenden, wird plötzlich hinfällig. Wir sind ganz einfach, weil wir unseren Körper sprechen lassen. Weil wir uns dem Jetzt hingeben.

Warum sind wir leicht, wenn wir lachen? Weil wir die Kontrolle und die gesellschaftlichen Zwänge aufgeben und loslassen. Als Klang dazu fällt mir die Musik von Mozart ein, ihre Einfachheit, anmutige Eleganz, Unbeschwertheit. Im Lachen zeigt man sich, hat man den Mut, sich eine Blöße zu geben und vergisst für den Moment die Regeln des Verstands, der Konventionen und des Anstands.

Lachen ist immer auch ein Trotzdem, hinter dem sich letztlich verbirgt, wie verletzlich, fehlbar, lächerlich wir Menschen sein können. Und ein Nichtsdestotrotz, das unseren inneren Handlungsspielraum erweitert, indem es aus Hilflosigkeit und Ohnmacht befreit. In diesem Nichtsdestotrotz steckt dreierlei: „Nichts" bleibt, wie es ist, „desto" kündigt die Wendung zum Positiven an, „trotz" vermittelt die Haltung: „Ich lasse mich nicht unterkriegen". Lachend akzeptieren wir unsere Endlichkeit, lachend lassen wir los und laden wir die Zuversicht ein, lachend wehren wir uns und sind für einen Moment befreit.

Eine Freundin brachte es mir gegenüber einmal auf den Punkt: „Nur weil ich lache, heißt das nicht, dass ich dich nicht hauen möchte!" Die lachende Kunst des „Nichtsdestotrotz" hilft uns, eigenen und fremden Unzulänglichkeiten zu begegnen und uns von melancholischen Zweifeln zu befreien. Nicht durch stoische Ruhe – die überlassen wir den Stoikern –, auch nicht durch Demut – die hilft den Demütigen –, sondern indem sie unsere Unzulänglichkeiten in ein neues Licht rückt, verrückt oder zurechtrückt.

Wenn alle Worte versagen, bleibt immer noch der Ausweg ins Lachen. Eine komische Situation werde ich nie vergessen: Es ging um die Vergesslichkeit einer älteren Dame wegen ihrer fortschreitenden Alzheimererkrankung, worauf sie listig meinte: „Es hat auch Vorteile, wenn man die Oldtimerkrankheit hat." Im Nu war die angespannte Situation in Lachen aufgelöst.

Die Haltung des Humors kann zur rettenden Hand werden, wenn alles andere versagt, weil Lachen Distanz oder Abstand schafft und eine Perspektive ermöglicht, die uns über die Situation stellt. Lachen rückt die Lebensbilanz aus den roten in die schwarzen Zahlen. So tröstete mein Findelkind mich über den spärlichen Gottesdienstbesuch in unserer Kirche, in der ich den Gottesdienst orgelte, mit den Worten: „Das hat sicher mit dem Klimawandel zu tun." Und ermunterte mich: „Spiel doch einfach, als wäre es nicht so heiß."

Lachen ohne Trotz macht weinerlich, Trotz ohne Lachen macht bitter. Wir brauchen beides! Lachen kann zum rettenden Spielraum werden, wenn sämtliche Auswege verbaut sind. Es hilft besser aus der Patsche als ein Tobsuchtsanfall oder ein Um-sich-Schlagen.

Humor ist Herzensbildung

„Ausbilden können uns andere, bilden kann sich jeder nur selbst."[2] Dieser Satz des kürzlich verstorbenen Philosophen Peter Bieri bringt prägnant auf den Punkt, dass es bei der Ausbildung darum geht, etwas zu können und bei der Bildung darum, etwas zu werden. Ich möchte diese Unterscheidung dem Humor voranstellen, weil ich davon ausgehe, dass Humor eine innere Haltung ist, die dazu beiträgt, jemand zu werden. Darin steckt die Freiheit, wie wir die Welt sehen, die wir auch bis zu einem gewissen Grad selbst wählen und für die wir uns entscheiden können. Humor und die Lust am Lachen lassen sich stimulieren, wecken und wachhalten. Aber beide können auch schwinden oder gar verloren gehen, je nachdem, wie das Leben uns mit Krisen, Krankheiten, Katastrophen durchrüttelt.

Vom Journalisten Ludwig Börne stammt die Einsicht: „Humor ist nicht eine Gabe des Geistes, sondern eine des Herzens."[3] Das Herz ist mehr als nur ein inneres Organ.

Menschen identifizieren ihr Selbst, das heißt ihre Emotionen und inneren Haltungen, mit dem Herzen. Besonders deutlich spiegelt dies die Gestik: Wir deuten auf unser Herz, wenn wir auf uns selbst zeigen wollen. Das Herz ist unser Selbst-Organ, deswegen lässt es sich nur auf persönliche Art und Weise ausleuchten.

Was ich als Gabe der Herzensbildung verstehe, ist im Kern die Fähigkeit, sich um die Intensität seiner eigenen Gefühle und die Offenheit für die Gefühle anderer zu kümmern. Herzensbildung beginnt dort, wo man sich selbst als ganze Person einbezieht, seine innere Landschaft, die eigene Sprache der Seele. Der Glanz von Menschen geht nicht vorrangig von intellektuellen Hochleistungen aus, sondern von ihrer Herzensbildung. Autistische Karrieren erregen vielleicht Erstaunen, wärmen tun sie nicht. Das Mitreißende fehlt. Herzensbildung hingegen entwickelt Nähe, Resonanz, Bindungskraft – Ingredienzien, die auch für den Humor zentral sind.

Humor ist nicht gleich Lachen. Humor ist eine innere Haltung, eine Situation umzudeuten oder zu relativieren, während Lachen als körperliche Reaktion darauf gilt. Die Fähigkeit zu lachen ist uns allen angeboren, der Sinn für Humor, ob man etwas lustig oder komisch findet, ist erworben. Humor hat etwas gemeinsam mit der Liebe. Sobald man versucht, sie zu definieren, abstrahiert und tötet man sie. Das liebende Herz und das humorvolle Herz rechnen und messen nicht, sie fühlen.

Humor wurde einst als Resultat dessen verstanden, wie die Körpersäfte (*humores*) gemischt sind. Ohne über die eigenen Körpersäfte Indiskretes zu verbreiten, bin ich überzeugt: Lachen und Herz haben miteinander zu tun. Sie gehören zusammen. Humor ist aber auch nicht zwanghafter Witzeaustausch, der für manche Gesellschaften so typisch ist, um nicht über Wesentliches reden zu müssen. Frei nach des Philosophen Wittgensteins Diktum: Wenn man nichts zu sagen hat, sollte man lieber die Klappe halten.

Der Humor zeigt das, was wir nach außen nicht sein dürfen oder nicht sein wollen, aber eben dennoch sind. Dazu eine Einsicht einer Bekannten: „Ich habe eigentlich nichts zu verbergen, außer vielleicht ein bisschen Trinkfestigkeit und Sex." Humor relativiert, was offiziell gilt, und er macht geltend, womit wir innerlich nicht einverstanden sind oder gegen das wir rebellieren. Humor ist nicht nur eine Waffe gegen Anpassungszwänge, sondern auch ein wirkungsvolles Mittel gegen die eigene Grandiosität und Überheblichkeit gegenüber anderen. Hierzu eine aufgeschnappte Bemerkung einer Kollegin: „Meinen Job habe ich eigentlich nicht verdient, denn ich bin Autodidaktin. Aber ist egal. Meine Migräne habe ich ja auch nicht verdient." Humor versöhnt mit dem Unverfügbaren, dem Unabwendbaren, dem Schweren, denn er offenbart, dass jeder Herzschlag, jedes Geschick, jeder Plan, jedes Missgeschick letztlich unverfügbar sind. Er ist Voraussetzung zur Selbstdistanzierung und damit einer der wichtigsten Schlüssel der Herzensbildung: dass wir herzlich über uns selbst lachen können. Wer sich mit sich selbst auskennt, kann sich auch in andere einfühlen. Wer ein Herz für sich selbst und andere hat, dessen Herz weitet sich – und damit auch seine Humorfähigkeit.

Der Humor beschenkt uns mit einer Herzensgabe: Wir dürfen mehr wahrnehmen als wir uns das normalerweise gestatten. Das Strickmuster des Humors ist dasselbe wie das der Herzensbildung: genau hinschauen, wahrnehmen, verstehen, weglassen. Und wenn es nötig ist: herausstellen oder übertreiben. Der Humor riskiert eine Offenheit oder Narrenfreiheit, die wir Kindern und beherzten Menschen zuschreiben. Sie dürfen das merken und sagen, was man normalerweise nicht denken und aussprechen darf oder mag.

Deshalb sind Fühlen und Humor verwandt. Beide leben davon, dass anerzogene Gefühle und Merkverbote aufgehoben sind. Wir dürfen wahrnehmen und sind befreit von der Anstrengung, uns zu verbiegen und zurückzunehmen. In einem Satz: Fühlen und Humor befreien uns von der Anstrengung, dumm zu bleiben. Humor macht klug. Er erlaubt uns, uns einzufühlen, mitzufühlen, komisch zu sein und zu widersprechen. Deshalb tun sich Disziplin- und Autoritätsfanatiker schwer mit dem Lachen, sie klammern sich an Sicherheiten, Regeln, Detailversessenheit und Gehorsam. Ihnen fehlen die Spielräume, das gelöste Lassen, das unbeschwerte Sich-Einlassen.

Je schneller und fremder die heutige Welt wird, je mehr wir uns selbst fremd werden, weil wir uns anpassen sollten, desto wichtiger ist der Humor, der uns Inseln verschafft, auf denen wir uns selbst wiedererkennen und uns zugestehen dürfen, dass wir zwar nach außen anders erscheinen, aber innerlich doch auch anders sind. Und das ist vielleicht der Kern des Humors: Wir dürfen entdecken, dass wir, so individuell und souverän wir auch scheinen mögen, in Wirklichkeit doch immer das bleiben, was wir schon immer waren – allzu menschlich.

Lachen – ein Mitbringsel aus dem Paradies

Wenn ich an eine Geste denke, die mein langes Eheleben begleitete, so waren es die hochgezogenen Augenbrauen meines Mannes, die seinen englischen Humor ausdrückten. Ich wusste sofort, jetzt kommt etwas Unerwartetes, Konträres oder Widersinniges, das sich an keinerlei Vernunftregeln hält.

Noch heute denke ich darüber nach, weshalb ausgerechnet diese Geste seinen hintergründigen, schalkhaften und vom Understatement getränkten Humor derart verdichtet hat. Wahrscheinlich hat auch der Humor einen Sitz in unserem Leibgedächtnis, wo er als Spur eingraviert ist und wie ein Symbol die Humorgeschichte eines Menschen sammelt. Bis heute erinnere ich diese Geste, in der so viel steckt: Die Geschichte des Verlorenen, das melancholische Wissen um das Verlorene, das jedoch nicht ganz verloren ist, da es in der Erinnerung noch diese Geste gibt, die mir entgegengrinst und der ich schmunzelnd antworte, wissend, dass darin der Abschied hindurchschimmert.

„Lohnt es sich eigentlich zu leben?", fragte ein Junge, worauf der Vater schelmisch kontert: „Diese Frage hättest du im Mutterbauch stellen sollen, jetzt, in deinem Alter, ist es leider zu spät." Sofern der Humor nicht zynisch oder bösartig ist, schwingt darin untergründig etwas mit, das von unserer mehr oder weniger vergessenen Vergangenheit geprägt ist. Daher stammt auch die Anziehungskraft von Komödien, Narrenspielen und Schelmen. Sie alle spiegeln unsere eigene Schelmenhaftigkeit, die uns erlaubt, aus der Welt der Vernunft in die Unvernunft auszubrechen und uns über das allgemeingültige Regelsystem hinwegzusetzen. Vergleichbar ist das mit dem, was Kinder tun, die sich mit Fantasie in eine andere Welt versetzen.

Die Bereitschaft, sich dem zu stellen, führt uns in das Gefühlsreich des Herzens und des Gemüts, das Reich, in dem die Kinder leben, in dem wir uns berühren lassen und einander erreichen. Das Reich des Träumens und Spielerischen. Da spüren wir, dass Humor und Lachen nicht nur eine Sache des Zwerchfells und des Geistes, sondern vor allem des Herzens sind. Wie viel haben wir verloren von dieser Welt, die Michael Ende uns in seiner „Unendlichen Geschichte" offenbart! Dort war es ein kleines Mädchen, das von anderen lächerlich gemacht und schlecht behandelt wird und sich auf den Dachboden zurückzieht, um ein Buch zu lesen. Plötzlich ist sie in der Welt der Fantasie. So vieles haben wir an die Ratio mit ihren Grenzen, ihrem Profitstreben, Nutzen, ihren Zwecken und Eigeninteressen abgegeben. So viel haben wir eingebüßt von dieser Verbundenheit mit Mutter Natur und der Geschwisterlichkeit mit Bäumen und Tieren, die wir Erwachsenen auf dem Weg zu unserem abgetrennten Ich verloren haben.

Das Lachen erinnert uns – wenn auch nur entfernt – daran. Aber wir haben das alles glücklicherweise nicht ganz verloren, weil die Sehnsucht danach immer noch in uns weiterlebt in Form des Spielerischen, Schelmischen, Ulkigen. Das hilft uns, der Melancholie über das Verlorene zuzulachen, sie anzulachen und schmunzelnd darüber hinwegzulachen.

„Warum fotografieren die denn alle das Essen? Früher haben wir vor dem Essen gebetet oder gesungen", meinte traurig-schelmisch eine ältere Dame. Diese Sehnsucht nach der alten Welt ist untergründig immer noch da, weil in ihr auch das Wissen um das verlorene Paradies mitschwingt, das in uns immer noch weiterwirkt. Gerade deswegen brauchen wir den Humor, der die gewohnte Logik überschreitet und Lücken, Ritzen und Sprünge entdeckt, die unseren Geist tanzen und springen lassen.

Als Adam und Eva das Paradies verlassen mussten, weil sie vom Baum der Erkenntnis gegessen hatten, war eine der „Nebenwirkungen" der Frucht womöglich auch der Humor. Und so ließen sie den göttlichen Ernst dort zurück und nahmen den Humor als Ausgleich mit auf die Erde. Den Humor als Ausgleich für das verlorene Paradies gibt es daher schon seit Menschengedenken und bis heute überall dort, wo Menschen miteinander kommunizieren. Kommunikation hat zwar verschiedene Formen und Erscheinungsweisen und dementsprechend auch unterschiedliche Arten von Verständigung, Reaktion und Resonanz. Dennoch verbindet uns Menschen der Humor. Er ist das Schmieröl im sozialen Getriebe der Welt. Im humoristischen Lachen erleben wir die Welt noch einmal anders oder sogar besser, als sie ist, und auch uns selbst. Wer lacht, ist nicht abgenabelt vom verlorenen Paradies. Und das meint auch: Wer lacht, schlägt nicht. Wer lacht, beutet nicht aus. Wer lacht, zerstört nicht. Wer lacht, muss nicht recht haben. Deswegen ist meine Überzeugung: Humor zu üben, ist wichtiger als Moral. Die Muttersprache des Humors ist die schelmische Fantasie, das Widersprüchliche, die Spiellaune, die Irrationalität. Die Welt der Rationalität ist nicht alles. Sie ist begrenzt. Es gibt andere Welten, die jenseits davon liegen.

Notwendig ist der Humor auf den ersten Blick nicht. Aber vielleicht ist im Leben überhaupt das Schönste das, was sich nicht unter dem Diktat der Nützlichkeit verrechnen lässt. Nutzloses Glück! Die Musik, die Gedichte, die Bilder, die Blumen, die Küsse und die Leckerbissen sind nicht nützlich – aber vielleicht gerade deswegen so köstlich, kostbar und unentbehrlich. Der Humor tanzt mit uns und führt uns in Welten, in denen wir ohne strafende Blicke und Fingerzeige schlitzohrig, augenzwinkernd und durchtrieben sein dürfen und sogar selbst dann lachen, wenn uns etwas angetan wurde. Wen das nicht reizt, der sollte sich beim lieben Gott für seine Lauterkeit, Reinheit und Heiligkeit bedanken.

Lachtheorie von der Straße und vom Schreibtisch

Auch heute hält sich das Lachen tapfer am Leben trotz der Grundgeräusche einer Welt, die wenig Anlass zu Optimismus gibt. Wir können es nicht mehr schönreden, wir leben in dunklen Zeiten, in denen Kriege die Welt in Atem halten. Dennoch kann man sich für das Lachen entscheiden, vorausgesetzt, man verfügt über ein gewisses Maß an Flexibilität im Denken und Fühlen als Behauptung des Ichs gegen das Leiden und die Zumutungen dieser Welt. Wir können viel verlieren, aber eines können wir nicht lassen – das Lachen, das immer wieder Auswege und Ausflüchte auftut wie eine Flügeltüre in der Wand.

Das Lachen ist einfach da, weil es tief in unseren Genen sitzt und die ältesten Hirnregionen aus der Zeit vor der Sprache aktiviert. Es sicherte schon unseren Urahnen das Überleben als beschwichtigendes „Ich-tu-dir-nichts-du-tust-mir-nichts", wenn sie viel zu laufen und wenig zu lachen hatten. Als man noch in Horden zusammenlebte und der Kampf gegen wilde Tiere und Feinde ein Kampf um Leben und Tod war, entstand das Lachen als befreiendes Ausatmen und verbindendes Ritual, das signalisierte: „Entspannen ist jetzt erlaubt!" So sahen die Wissenschaftler die Vorform des Lachens. Lachen ist also nicht nur eine reflexartige Kontraktion der Bauch- und Gesichtsmuskulatur, sondern auch eine intensive, häufig unbewusste soziale Kommunikation, die dem Schutz des Menschen als Geste der Beschwichtigung und Unterwerfung diente.[4] Interessanterweise gibt es sogar eine „Humorregion" in unserem Gehirn: der mediale ventrale präfrontale Cortex, das Belohnungszentrum, das auch bei anderen angenehmen Gefühlen arbeitet. So lässt sich verstehen, dass Lachen wie eine Droge „high" machen und ihr Entzug „cold turkey" (dt. kalter Truthahn, was so viel meint wie die Auswirkungen von kaltem Entzug) verursachen kann.

Wo das Lachen im Körper beheimatet ist, erfuhr ich schon fühlbar in meiner Kinderstube. Heute kann ich die Rüge meines Vaters: „Reiß den Mund nicht so auf, sonst werden deine Milchzähne sauer" philosophisch einordnen. Wahrscheinlich hat er Elias Canetti gelesen, der in seiner Betrachtung des Lachens von der zum Fressen bereiten Entblößung des Zahngeheges ausging, was ja einiges an Aggressivität offenbart. Nun verstehe ich besser, warum es auch in sogenannten besseren Kreisen unschicklich ist, den Mund allzu weit aufzureißen. Ich verordnete mir selbstdisziplinarische Maßnahmen und lache seither zwar immer noch viel, aber eben dezenter. Auch der Erfinder der Psychoanalyse, Sigmund Freud, erkannte schon, dass sich der Humor und das Lachen nicht verbieten lassen, denn der Mensch braucht täglich beide, weil sie das Salz in unserem Alltag sind und der Volksmund sich das Maul nicht stopfen lässt.

Zurück zur Frage: Wo sitzt das Lachen in uns? Schon der strenge, vernünftige Immanuel Kant überraschte mit seiner Antwort: im Zwerchfell, das Seele und Leib in Schwingung versetzt. Bei ihm findet sich die Idee, dass Lachen „ein Gleichgewicht der Lebenskräfte in unserem Körper hervorbringt, weil Körper, Geist und Seele mit unseren Organen verbunden sind".[5] Diese Denkweise entspricht in der Tat den Erkenntnissen der Hirnphysiologie, die im Lachen, da es unmittelbar das limbische System erreicht, eine Ausschüttung der Endorphine feststellte, die zu körperlichen Entlastungseffekten führen. Natürlich kommt die heilsame Wirkung des Lachens nicht allein aus dem Zwerchfell. Sie besteht vor allem darin, die Welt aus der Distanz abzubilden, ihr das emsige, geschäftige Getue zu nehmen und die Dinge aus unerwarteten Perspektiven zu betrachten. Sie kommt aus dem ganzen Menschen, aus Körper, Geist und Seele. Im Humor wird wie in der Musik und in der Liebe spürbar, dass wir mehr sind als unsere Ratio, weil unser Geist Auswege und Ausflüchte finden kann aus den Zumutungen dieser Welt.

2. Lachen vertreibt Angst

„Wer lacht, hat keine Angst"[6], schreibt der Journalist Ulrich Schnabel, dennoch haftet dem Lachen in Krisenzeiten, die neuerdings lang anhaltende Ängste produzieren, der Ruf des Unerwünschten, Unangemessenen an. Andauernde Ängste brauchen einen Gegenspieler, der das Denken leichter macht und es in eine positive Grundstimmung bringt. Wer lacht, kann nicht gleichzeitig Angst haben. Er kann zumindest die Angst zeitweise überlagern. Deswegen ist der Humor geradezu prädestiniert, der Angst das Schwere und die Enge zu nehmen, weil er etwas Spielerisches hat, das ihr ein Ventil gibt und das Denken verflüssigt. Die spielerische Weise des Humors entspricht einer Denkweise, die mit Improvisation, Imagination und Inspiration einhergeht. Eine Denkweise, die unserer komplexen Welt entspricht, weil sie divergent ist und kreative Flexibilität erlaubt.

Was flexibel etikettiert wird, erzeugt gern Stirnrunzeln, hochgezogene Augenbrauen und gilt als oberflächlich oder unseriös. Man kann sich sein Leben aber auch durch zu viel Ernst verscherzen. Denn gerade in schweren Zeiten zeigt sich der Wert des Flexiblen, weil es viel mehr ist als oberflächliche Lustigkeit. Es öffnet uns auf mehreren Ebenen, weil Lachen auch körperliches Fühlen ist. Besonders in schweren, dunklen Zeiten. Lachend übertönen wir die Angst, wenn sie größer ist als der Hund. Eine Patientin kommentierte es so: „Ich lebe wirklich gern und gut, aber wenn ich einen Arzt im weißen Kittel sehe, dann denke ich sofort an Katastrophe." Lachend durchschauen und begreifen wir soziale Verhältnisse, unterbrechen wir die Enge der Angst, machen wir sie durchlässig und erlauben uns ein geschmeidiges, leichtfüßiges Aussteigen. Lachend können wir uns zeigen und sprechen, ohne uns schutzlos auszuliefern oder preiszugeben. Das ist befreiend und macht frei. Lachen übertönt die Angst, ohne dass man irgendetwas tun oder verändern muss. Lachen kühlt das herunter, was durch die Angst heiß läuft. Und das brauchen wir alle in der alltäglichen emsigen Geschäftigkeit. Lachen tut not, damit der Lebensrucksack an Enttäuschungen, Pech und Scheitern nicht zu schwer wird.

Das hat kaum einer deutlicher ausgedrückt als der Psychiater Viktor Frankl, der aus dem Konzentrationslager schrieb: „Nichts ist mehr geeignet, Distanz zu schaffen, als der Humor."[7] Vier Jahre hat er im Konzentrationslager überlebt. Ohne seinen unbeirrbaren Humor wäre das nicht möglich gewesen. Ihm gelang es, sein Elend hinzunehmen und sich zugleich durch seinen Humor aus seinem Leid zu erheben. In dieser Verknüpfung zeigen sich tatsächlich Überlebenswille und Weisheit.

Humor ist der mächtigste Gegenspieler der Angst. Beide sind unwillkürlich. Sie entstehen spontan von innen heraus, aber der Humor macht weit und die Angst engt ein. Die Angst trennt uns, weil wir darin allein sind. Der Humor verbindet uns und schafft Kommunikation und Nähe. Wie geht man also mit Ängsten um? Meine angstlösenden Sätze lauten: „Schließe die Augen und lächle nach innen! Sorge dafür, dass dein Mut ein bisschen größer ist als die Angst!" Schon glätten sich die Wogen der Angst und man wird gelassener. Man wehrt sich zwar nicht gegen die Angst, aber man kann sie auf kleiner Flamme kochen. Am besten wäre es natürlich, sie lieber gar nicht zu kochen.

Wer mit der Angst umgehen und sie überwinden kann, lässt sich weder einschüchtern, manipulieren noch bedrohen. Schon die Philosophin Hannah Arendt erkannte, dass nichts eine Autorität so untergraben kann wie das Lachen über sie. In einer hierarchischen und herrschaftsförmigen Beziehung kann dies durchaus befreiend wirken. Deshalb ist der Humor für autoritäre Charaktere, Wichtigtuer, Rechthaber, Mächtige und Angstmacher eine Bedrohung, denn sie fürchten alle eines wie die Pest: dass man über sie lachen könnte. Das würde ja heißen, der Lachende wäre ihnen überlegen. Solange wir lachen, können die Angst und die Angstmacher uns nichts anhaben.

Wenn wir lachen, sind wir mehr als nur vernünftige Wesen, wir sind nicht festgelegt, sondern können unseren Geist fliegen und spielen lassen, der Angst die Stirn bieten, sie neu interpretieren und uns immer wieder fangen – durch lachendes Aussteigen. Ich denke an einen notorischen Rechthaber, bei dem wir selbst im Auto das Gefühl hatten, dass wir neben ihm keinen Platz finden. Auf unsere unschuldige Frage, ob er im Leben schon einmal Unrecht gehabt habe, gab er immerhin zu, dass dies einmal im Leben tatsächlich der Fall gewesen sei – nämlich damals, als er dachte, er hätte Unrecht.

Die Figur des Clowns verkörpert diese Art von Lachen, wenn er mit den Tücken des Alltags kämpft, wenn er in zu großen Schuhen laufen will oder über Dinge stolpert, die ihm den Weg versperren. Er fällt, er steht wieder auf und setzt sich die Krone auf. Wir lachen über ihn, aber vielleicht lachen wir auch insgeheim über uns selbst, weil wir spüren, dass unser Lachen oft aus Tränen geboren wird. Das Lachen offenbart, dass das Leben unberechenbar ist, weil unser Glaube an die Planbarkeit immer wieder durchkreuzt wird. Wir wissen um unsere Brüchigkeit mit ihren unvermeidlichen Verlusten und haben sie hinzunehmen. Das Leben lebt uns. Daher kann das Lachen auch weinende Weisheit sein. Wer lachen kann, ist auf dem Weg der Weisheit unterwegs, weil er sich und seine Pläne zu relativieren vermag und weil er spürt, dass er unter dem Lachen verborgen auch das Weinen trägt. Daher der kühne Satz des Theaterregisseurs George Tabori: „Das Lachen, das man komisch findet, ist immer in der Nähe der Katastrophe oder des Schlimmen."[8] Vor allem, wenn man hinterher lachen kann. Der Theologe Fulbert Steffensky sagt: „Das Lachen ist eine weinende Weisheit."[9]

Interessanterweise ist das Leichte schwieriger als das Schwere. Man muss, um das zu verstehen, nur mit Schauspielern sprechen, die komische Rollen spielen: Andere zum Lachen zu bringen, braucht Disziplin und Können. Deswegen liebe ich Till Eulenspiegel, dieses kecke Schlitzohr mit Humor, der uns vorlebt, wie man so liebenswert respektlos und anarchisch die Intelligenz seiner Mitmenschen auf die Probe stellen und Missstände anprangern kann. Gerade durch das Schelmische, Leichte öffnet sich eine Stelle in unserem Herzen, die sich ohne Humor nicht öffnen würde. Das Leichte ist niemals nur leicht. Es ist auch nicht das Gegenteil von Ernsthaftigkeit, sondern eine leichtere Erscheinungsform des Ernstes. Wer das Leichte nicht riskiert, nimmt auch das Ernste nicht ernst genug.

Lachen schafft Abstand

„Humor ist, wenn man trotzdem lacht." Diese viel zitierte Sentenz von Wilhelm Busch trifft die Essenz, die wir dem Humor verdanken. Besonders in schweren Zeiten, Krisen, Verlusten, in Momenten der Anspannung, der Überforderung, der Selbstlähmung und der Ausweglosigkeit. Aber auch in beschämenden, demütigenden oder peinlichen Situationen, in denen wir am liebsten im Erdboden versinken würden. Mit Humor leistet man Pessimismus und unfairen Verhältnissen Gegenwehr, schafft neue Sichtweisen, Ausgänge und Relationen. Eine resignative Lösung wäre: „Alles wurscht." Eine optimistische Lösung schlug Karl Valentin vor: „Ich freue mich, wenn es regnet, denn wenn ich mich nicht freue, regnet es auch!" Es gehört Humor dazu, solch eine Möglichkeit zu sehen, hat Valentin doch genau den Verwandlungsvorgang beschrieben, der eine unangenehme Erfahrung durch Distanzierung in etwas Lachhaftes, Komisches verwandelt. Im Lachen nehmen wir Abstand von uns selbst, unseren Erwartungen, Bedürfnissen, Verhaltensmustern, Prioritäten und Wunden – also von all dem, was unsere Egostruktur ausmacht. Lachend wehren wir uns auch gegen Erwartungen, Forderungen, Nötigungen und Übergriffe von außen und retten etwas von unserem Selbstbewusstsein. Lachend rebellieren wir gegen Starrheit, Dummheit, Engstirnigkeit, Macht und Gewohnheit. Lachend laden wir das ein, was wir denken, uns aber vor anderen nicht zu sagen trauen. So finden wir einen Ausweg aus fatalen Situationen, befreien uns aus der Opferhaltung und verwandeln sie in eine heiter lächelnde Botschaft über uns selbst an die anderen.

„Jeder Tag, an dem du nicht lächelst, ist ein verlorener Tag." Recht hat Charlie Chaplin. Allerdings hält sich die Freude angesichts der Multikrisen in unserer Lebenswelt derzeit in überschaubaren Grenzen. Eigentlich sind wir ja zum Glück geboren, aber ausgerechnet wir müssen mit dem Leid und ständig neuen Krisen zurande kommen. Vielleicht sind wir die Stiefkinder der Natur, aber immerhin besitzen wir die Sprache, die Musik und das Kochen. In der Stadt sehe ich heutzutage immer mehr Menschen, die so merkwürdig dünnhäutig und erschöpft daherkommen, dabei gehen sie nur einkaufen. Schon allein deswegen brauchen wir das Lachen. Im Lachen nehmen wir Abstand von unserem Ego mit seinem Bewusstsein von Vergangenheit, Verhaltensmustern, Erwartungen und Schmerzen. Außerdem nehmen wir auch Abstand von der Ernsthaftigkeit und Schwere des Lebens.

Obwohl man also die äußeren Umstände nicht verändern kann, verbessert man immerhin den inneren Standpunkt. So kommentierte es mein Nachbar, der an Weihnachten Geburtstag hat: „In diesem Jahr ging einfach alles schief, ich hatte weder Weihnachten, Ostern noch Geburtstag. Mich wundert, dass es mich überhaupt noch gibt.“ So gewinnt man paradoxerweise nicht nur Abstand, sondern auch Nähe zu sich selbst. Und fühlt sich verbunden mit denen, die mitlachen.

Solange wir lachen, haben das Trennende, die Fremdheit und die Unstimmigkeit keinen Platz. Es ist unmöglich, mit jemandem von Herzen zu lachen und gleichzeitig unfreundlich zu ihm zu sein. Ohne dieses Ventil hätten wir wahrscheinlich einen rapiden Zuwachs an psychosomatischen Erkrankungen.

Max Frisch verdanke ich den Gedanken, dass der Alltag nicht auszuhalten wäre, wenn es nicht das Lachen gäbe, das uns immer wieder momentweise aus dem Klammergriff der Hektik und Sorgen befreit. Je größer der Anpassungsdruck, desto wichtiger ist das Lachen, das uns Inseln verschafft, auf denen wir uns selbst wiedererkennen und entdecken dürfen, dass wir, so normal wir auch scheinen mögen, in Wirklichkeit doch eher kleine Abweichungen der Normalität sind und nur so tun, als wären wir normal. Es zeigt sich, dass wir durch das Lachen, das uns Distanzierung erlaubt, nicht nur die Welt und die Dinge aus der Perspektive von oben sehen wie ein Theater, eine Komödie oder ein Spiel, sondern sie auch als kleine Rebellion oder Verflüssigung von unten gegen Festgefahrenes, Erstarrtes, Dogmatisches und Selbstgerechtigkeit begreifen können. Wir lächeln von oben, wir lachen von unten und wir schließen uns selbst ins Lachen ein, weil wir dadurch mit uns selbst, mit den anderen und dem, was uns umgibt, zusammenrücken.

Es ist wirklich schade um jeden Tag, an dem wir nicht mindestens einen Menschen zum Lächeln gebracht haben. Wenn niemand da ist, kann man immerhin abends lächelnd einschlafen und sich so auf den nächsten Morgen freuen. Könnte das nicht auch ein kleines Lebensglück sein, abends lächelnd einzuschlafen?

Wer lacht, denkt kreativ

Schon als Schulmädchen musste ich immer lachen, wenn ein Lehrer mich ernst angeschaut hat. Wenn man dem Ernst schon nicht entkommen kann, dann sollte man zumindest versuchen, den Humor zu seiner starken Seite zu machen, um dem unvermeidlichen trockenen Ernst den Humus des Humors entgegenzuhalten. Humor und Humus haben nämlich den gleichen Wortstamm. Als Gegengewicht zum trockenen Acker des Ernstes ist der Humus des Humors das Feuchte und Lebensspendende. Wir brauchen beides: das Trockene und das Feuchte, die einander zum Gedeihen bringen. So wie die Pflanzen die Nährstoffe des Humus brauchen, um zu blühen, brauchen wir Humor, denn Humor ist saftiges Leben.

Die Unausrottbarkeit des menschlichen Humors ist geradezu der Garant für unsere Weiterentwicklung, für unser Fortbestehen. Denn Kultur und Zivilisation sind nichts anderes als das Produkt unzähliger Versuche, Aggression, Dummheit, Schwäche und Kurzsichtigkeit in den Griff zu bekommen. Das ist auch gut so. Nichts scheint gespenstischer als eine Gesellschaft, die sich über jede Form des Irrtums, der Kurzsichtigkeit, Unvernunft und Blendung erhaben fühlt. Deswegen brauchen wir den Humor und das Lachen, sozusagen als Gegengewicht und Möglichkeit. Darin steckt eine Gesetzmäßigkeit, die selbst schlimmen Erfahrungen inne ist:

Es gibt immer eine Lücke, einen noch so kleinen Deutungsspielraum, sich über die Schulter zu schauen, um die Ecke zu denken, der sich womöglich nicht gleich zeigt. Selbst Übles hat, wenn es nicht gerade tragisch ist, eine komische Seite. Je offener man für die guten Seiten ist, die jedes Ereignis auch hat, desto eher steht man über den Dingen. Nicht im Sinn des Sich-Erhebens über andere oder als Überheblichkeit, sondern als Wiederentdeckung der Welt der Fantasie, der Kreativität, der Grenzüberschreitung, die jenseits der Welt der Vernunft liegt. Kinder sind Meister darin und müssen das nicht erst üben.

Unvergesslich die Äußerung eines Jungen: „Unser Doktor ist eigentlich ein Pechvogel, überall, wo er hinkommt, muss er immer was heil machen. Warum bleibt er nicht einfach weg?" Kinder haben nicht nur die Welt der Erwachsenen, sie haben auch ihre eigene Welt, ihre eigene Sprache, in der sie sich mit viel Fantasie einrichten und zu Hause sind. Ich spreche vom spielerischen Denken, in dem die Sprache des Kindes wiederbelebt wird, die jeder Erwachsene einmal besaß. Man verbindet sich mit dem, was als Kind einmal war, was aber immer noch in unsere Gegenwart hineinwirkt. Ich spreche vom verlorenen Kinderlachen, an das wir anknüpfen, wenn wir in unserer schöpferischen Kindlichkeit ein Leben durchscheinen lassen, das noch eine andere Logik als die des erwachsenen Ernstes hat. Wir können so viel von Kindern abschauen, weil sie alle Schattierungen dieses Gefühls direkt im Moment ausdrücken, in dem es auftaucht. Sie reden, wie sie fühlen und nicht, wie man fühlen sollte.

Humor ist die Fähigkeit des Sich-weg-Denkens, Sich-weg-Beamens aus der Perspektive der erwachsenen Vernunft in die Gefühlswelten des Kindes und des Spiels, die ihre Anziehungskraft bis heute nicht verloren haben. Ich behaupte sogar, in jedem Menschen steckt ein Kind, das spielen will. Nicht als direkte Wiederholung des kindlichen Verhaltens und der kindlichen Sprache, sondern als Fähigkeit, die Vergangenheit zu überschreiten, um sich an das zu erinnern, was wir einst waren. Das bedeutet, gegen den Strich zu denken und Perspektiven zu wechseln, indem wir die Gehirnregionen nutzen, die für kreatives Denken zuständig sind.

Humorvolle Menschen haben mit Kreativen einiges gemeinsam. Sie können sich wegdenken, aussteigen – und sei es nur für einen kurzen Moment –, um mit den überraschendsten Einfällen wieder auf dem Boden der Tatsachen zu landen. Sie können den Standort wechseln, von dem aus sie die Dinge sehen, weil sie erkannt haben, dass sie uns aus der Distanz betrachtet oft erst in der richtigen Perspektive erscheinen. Wie im Kino: Auf den vorderen Plätzen hat man meist nicht die beste Sicht, sondern betrachtet nur einen Ausschnitt. Erst in größerer Distanz zur Leinwand gewinnen wir den Überblick.

Dieser schöpferische Prozess zeigt sich auch in der Sprache, wenn wir bedenken, dass der Begriff „Witz“ ambivalent ist, weil er sowohl Scharfsinn, Findigkeit als auch Scherz bedeutet. Witz – englisch *wit* – kommt von althochdeutsch *wizzi*, was so viel wie verstehen, beobachten heißt, dessen Wurzel auf das indogermanische *vid* (Wissen) zurückgeht. Witz ist also nicht nur witzig, sondern auch tiefsinnig und, wie Freud meinte, die Kultivierung einer Aggression. Vor allem die Findigkeit ist es, die uns dazu bringt, alte, verkrustete Verbindungen loszulassen, um neue Zusammenhänge zu finden, überraschenden Gedanken nachzugehen oder neue Perspektiven zu entdecken. Dabei denke ich an ein Ritual, das sich mit meinen Nachbarjungen ergeben hat. Sie hatten mal wieder etwas ausgefressen und fürchteten die elterliche Quittung. Sie streckten mir ihre Hände entgegen und baten mich: „Kannst du wieder unsere Gefühle ausquetschen?“, um ihre Angst loszuwerden. Also zog ich an ihren Fingern, bis alle Ängste ausgequetscht waren und sie schließlich erleichtert und lachend von dannen zogen.

Solche Begebenheiten erinnern mich an die Familienfeste meiner Kindheit, bei denen vor allem gegen Schluss und nach reichlich Bowlegenuss sehr viel gelacht wurde. Da flogen die Witze hin und her. Wer sie besonders gut einfangen konnte, ging als unterhaltsamer Sieger des Abends hervor. Wir lachten sogar über die dunklen Dinge des Lebens und freuten uns, wenn darin ein Licht aufleuchtete. Schon damals fiel mir auf, dass hinter Scherzen auch Schmerzen versteckt liegen.

Wer seinen Verstand nicht nur vernünftig und profitorientiert gebraucht und noch angezogen wird von Entdeckerfreude, hat auch Witz und beherrscht die Kunst mit Perspektiven zu spielen und seine Komfortzone zu verlassen. „Outside the box" ist unser Geist findig und frei. Selbst wenn es fließende Übergänge zwischen Witz und Humor gibt, so ist der Witz mehr aus dem Kopf geboren und reizt unseren Verstand – direkt, gezielt, spitzfindig –, während der Humor umfassender, erzählender, detaillierter aus Kopf, Herz und Bauch fließt. Ich kenne einige, die gern Witze erzählen, aber nicht unbedingt Humor haben, so wie ich zu denen zähle, die keine Witze reißen, aber genügend Humor besitzen, um mehr als genug zu lachen. Humor hat man, Witze macht oder erfindet man. Ob man über etwas lacht, liegt nicht nur an der komischen Qualität, sondern auch an der Stimmung und der Situation, in der man sich befindet. Als Grenzgängerin zur Schweiz wurde ich beim Transport eines Schrankes vom deutschen Zöllner gefragt, was ich da auf meinem Autodach festgeschnallt habe. Forsch erwiderte ich: „Einen Sarg." Er: „Wer liegt drin?" Ich: „Meine Oma." Er: „Heißt sie IKEA?" Lachend winkte er mich durch.

Lachen sprengt Grenzen

Kinder lieben Wortspiele. Sie haben Freude an verbalen Verdrehungen wie „Hundedreck“ statt „Händedruck“ und lieben kleine Reime, in denen etwas Unerwartetes oder Widersinniges vorkommt: „Mein Lehrer ist der Boss, es grüßt ihn das Rhinozeros.“ Ich erinnere eine philosophische Erkenntnis bei einem Spaziergang mit einem Jungen, der den Nebel liebte. Er brachte mir bei: Wenn man das Wort „Nebel“ umgekehrt liest, heißt es „Leben“. Seither liebe auch ich den Nebel.

Eine amüsante Geschichte, wie Kinder die Welt erleben, habe ich heute noch in lebhafter Erinnerung:
„Oma ist gestorben.“
„Was hatte sie?“
„Einen Garten.“
„Wie ist sie gestorben?“
„Wir haben Kirschen gepflückt und sie stürzte von der Leiter.“
„Und dann?“
„Haben wir Spaghetti gegessen.“

Als Kind hatte ich die Neigung, betagte Redewendungen und Floskeln abzuwandeln, um ein kleines „Hoppla!“ zu provozieren. Noch heute erinnere ich mich an meine unschuldige Frage, weshalb man mit dem Bad das Kind ausschüttet. Oder weshalb wir den Sand nicht in den Kopf stecken sollen, weshalb sich der Schwanz in die Katze beißt. So gelang es mir manchmal unfreiwillig, diesen verblassten Floskeln kleine Überraschungen zu entlocken. Mein Vater, ein Germanist, riet mir daraufhin, dass ich lieber mit den Füßen stolpern solle als mit der Zunge. Warum lachten meine Eltern über mich? Weil sie kurzzeitig verwirrt oder überfordert waren, da ich sie auf eine falsche Fährte gelockt hatte. Ihre Kontrollregion im Gehirn winkte das Gefühl der Erheiterung durch, also reagierten ihr Zwerchfell, ihre Stimmbänder und ihre Muskulatur: Es durfte gelacht werden. Und all das geschah in Sekunden.

Meinem Vater verdanke ich eine wichtige Lektion in Sachen Grenzüberschreitungen. In Dänemark, wo wir den Sommer verbrachten, durfte ich als Kind auf dem breiten Strand Auto fahren. Nachdem ich es kaum geschafft hatte, vorwärtszufahren, bestand er darauf, dass ich vor allem rückwärtsfahren lerne, denn „Vorwärtsfahren kann doch jeder Dummkopf!“.

Lachen erlöst und erleichtert, wenn man in eine Grenzsituation gerät, weil es das Denken ins Körperliche ableitet. Lachen ist deshalb verwandt mit anderen Körperprogrammen. „Es ist so ansteckend wie das Gähnen, so befreiend wie das Niesen, kann uns so packen und hilflos machen wie das Weinen“, las ich im Vorlesungsmaterial „Humor und Witz in der Kommunikation“ von Prof. H. Völz 2016. Nicht nur beim Lachen, auch beim Weinen kommen wir an eine Grenze. Wenn unser Verstand überfordert ist und wir die Kontrolle verlieren, übernimmt der Körper die Funktion, überfordernde Denkprozesse ins Körperliche abzuleiten. Wer lacht oder weint, bringt seine Gefühle in Fluss, lässt sie fluten und wird Druck los. Wie gut, wenn man beides kann.

Beim Lachen überkommt einen plötzlich ein Hauch von Weite und Wärme. Lachen bedeutet deshalb nicht nur zu fühlen, sondern gleichzeitig, sich zu entlasten. Wer lacht, atmet tiefer und rhythmischer, stößt seine verbrauchte Luft schneller aus und sorgt für mehr Sauerstoff und Glukose in den Körperzellen. Lachen stärkt nicht nur Herz und Kreislauf, es massiert sogar die Eingeweide und löst seelischen Stau. Wer lacht, ist nicht im Stau. Ärzte empfehlen sogar, bei

Verstopfung und Nackenschmerzen möglichst viel zu lachen, da es Verspannungen löst. Ein Jugendlicher nahm sich das zu Herzen und schenkte seinem geplagten Vater ein Pupskissen. Diese kostenlose Entspannung hat sogar Nebenwirkungen: Die Lebensgeister werden wieder wach, die Stimmung hellt sich auf und man rückt einander wieder näher.

Lachen ist eine Grenzreaktion zur Welt und zu uns selbst, wie Marianne Stössel in ihrem Buch „Lob des Lachens" schreibt. Eine geistvolle Waffe gegen Anpassungszwänge und ein wirkungsvolles Mittel gegen überhöhte Selbsteinschätzung und Überheblichkeit. Wilhelm Busch erkannte: „Im Durchschnitt ist man kummervoll und weiß nicht, was man machen soll." Lachen ist die Voraussetzung schlechthin zur Relativierung des eigenen Ichs und damit einer der wichtigsten Schlüssel zur Selbsterkenntnis, weil es uns über den Tellerrand hinausschauen lässt und unsere Egozentrik aushebelt. Wer über sich selbst lachen kann, ist innerlich frei, denn Lachen befreit und versöhnt mit dem Unerwünschten, dem Unabwendbaren, dem Scheitern. Es offenbart, dass jedes Geschick, jeder Plan, jede Widerfahrnis letztlich unverfügbar ist.

Selbst im Hinblick auf unser menschliches Schicksal schenkt das Lachen eine Chance, das Notwendige und Unausweichliche zu bejahen und vielleicht sogar zu lieben, was Nietzsche als „Amor fati" – als Zeichen menschlicher Größe – bezeichnete. Die Liebe zum eigenen Schicksal, selbst wenn sie einem viel abverlangt, kann man immerhin in Momenten der Souveränität als metaphysische Orientierung annehmen und belächeln. In diesen Momenten der Selbsterkenntnis nistet der Humor, der uns angesichts unserer Abgründe und unserer Verletzbarkeit die Kraft zur Überwindung gibt. Und sei es nur als überschreitende geistige Tätigkeit, die uns mit unserer inneren geistigen Kapazität in Kontakt bringt und uns einen humoristischen Blick verleiht. Eine Bäuerin, die mich gern veräppelte, gab mir eine erheiternde Philosophie mit auf den Weg: „Der Mensch muss nicht müssen, aber das Apfelmus."

Wir alle leben mit Ungewissheit, aber wir haben die Wahl, ob sie uns lähmt oder ob wir nach Möglichkeits- und Hoffnungsräumen Ausschau halten, die das Selbstmitleid in Grenzen halten. Wenn man sich also mit der eigenen Sterblichkeit beschäftigen und der Vergänglichkeit Gedanken schenken will, dann am besten, indem wir das Eigene zurückstellen, ohne in eine Opferrolle zu fallen, und uns nicht über Gebühr wichtig nehmen. Tatsache ist, wer sich mit Dingen befasst, die über das eigene Selbst hinausgehen, lebt glücklicher. Angesichts des Todes ist ohnehin alles lächerlich. Vielleicht sollten wir lächelnd oder lachend Goethes Rat beherzigen, denn ein Dichterfürst kann sich ja nicht irren: „Mach es kurz! Am Jüngsten Tag ist's nur ein Furz."

3. Lachen – das große Trotzdem

So abgenutzt der Satz: „Humor ist, wenn man trotzdem lacht" auch klingen mag in unseren Ohren, darin steckt eine große Weisheit. Gibt es eine bessere Methode, die Herausforderungen des Lebens zu meistern, als sie auf die Schippe zu nehmen, ihnen ein Schnippchen zu schlagen? Überlegen Sie selbst: Worüber könnten Sie trotzdem lachen? Haben Sie damit schon angefangen?

Ich hätte mich wahrscheinlich nicht mit dem Humor und dem Lachen beschäftigt, wäre ich nicht gezwungen gewesen, durch ein dunkles Tal zu waten, um den Verlust meiner Liebsten durchzustehen und bewältigen zu lernen. Ich würde sogar behaupten, dass erst das Leiden mir die Größe und Kraft des Humors offenbarte. Der Humor hat mir gezeigt, wie man Widerfahrnisse bewältigen kann, wenn die Welt für einen verloren scheint. Jedenfalls wollte ich nicht mit Selbstzerstörung auf meinen Verlust reagieren, weil ich heil bleiben wollte für das, was das Leben noch mit mir vorhat. Hermann Hesse hat es in seinem Gedicht „Im Nebel" schön gesagt: „Keiner ist weise, der nicht das Dunkel kennt, das unentrinnbar und leise von allem trennt."

Nicht jedem ist Humor gegeben, aber auch ohne ihn hat man die Wahl, ob man verbittert, in Depression versinkt, sich selbst lähmt oder ob man den Widerfahrnissen einen Sinn und eine Deutung gibt, die einem einen bisher nicht wahrgenommenen Spielraum eröffnen. Es geht also um Spielraumerweiterung, die uns hilft, dem Leiden nicht passiv ausgeliefert zu sein. Das Wort „Leid" beschreibt nicht, wie etwas ist, sondern wie ich es empfinde. Das ist ein innerer Kampf, den wir gewinnen oder verlieren können. Darin steckt unsere Freiheit, ob wir etwas erleiden oder ob wir dazu Stellung beziehen oder es bewerten. Leiden kann man nicht schönreden, man soll es auch nicht verherrlichen, aber darin steckt das Potenzial der Veränderung und des Wagnisses. Man kann fragen: Hat das Leid mich oder habe ich es? In der Antwort auf diese Frage liegt die schöpferische Seite des Leidens – und des Humors. Wo nichts mehr zu machen ist, bleibt zumindest eine gelassene Haltung, die einem ermöglicht, dem Unbegreiflichen zu begegnen, es zu relativieren, um es irgendwann zu bejahen. Kurzum: Leben ist, was wir daraus machen.

Humor offenbart seine Größe gerade im Leiden, in Krisen und bei Verlusten des Ichs und bewirkt das, was Viktor Frankl treffend als Buchtitel wählte: „Trotzdem Ja zum Leben sagen". Für mich sind das „Trotzdem" und das „Dennoch" zu Leitmotiven geworden. Die Krisen unserer Zeit sind immens, deshalb ist es wichtig, dass wir unsere Würde behalten und dennoch Ja zum Leben sagen. Obwohl die Trotzkraft ein kämpferischer Begriff ist, führt sie letztlich zur Gelassenheit, weil man ihre Kraft braucht, um gelassen zu werden.

Nicht ohne Grund ist überall dort, wo Menschen sich in Grenzsituationen befinden, der Humor ein existenzielles Thema: im Gefängnis, auf der Flucht, in der Sterbebegleitung, im Hospiz, in der Palliativmedizin, am Krankenbett. Nicht nur bei Individuen, auch in Gruppen, Minderheiten, Völkern. Man denke an den berühmten jüdischen Humor, in dem sich seine Vielschichtigkeit förmlich verdichtet und konzentriert und durch die Shoa abgrundtiefes Ausmaß annimmt. Die Bedingungen für diesen Humor waren Unterdrückung, Verfolgung bis hin zur Vernichtung größten Ausmaßes. Überall dort, wo es ums Überleben, um Selbstbehauptung und existenzielle Einsamkeit geht, blüht der Humor wie eine widerstandsfähige, unzerstörbare Pflanze, die unbeirrbar „trotz allem" immer neue Knospen treibt. Oder gerade deswegen!

Unser Leben in Kalifornien hat mir für eine andere Facette des Zusammenhangs zwischen Leiden und Humor die Augen geöffnet. Der *american humour* spiegelt die Geschichte der Pioniere, Selfmademen, Entwurzelten und Einsamen, die eine Geschichte des Überlebens, der Selbstbehauptung und der Angst angesichts einer rauen, unbarmherzigen, auf sich selbst gestellten, grenzenlosen Freiheit ist und dementsprechend als Sarkasmus, Pragmatismus und ‚take it easy' auf den Humor abgefärbt hat. Ich folge Woody Allen, der die Werbung eines New Yorker Beerdigungsinstituts zitierte: „Wozu leben, wenn man sich für zehn Dollar bestatten lassen kann?" – und der es mit folgendem Kommentar toppte: „Man darf sich den Tod nicht als ein Ende vorstellen … man muss ihn betrachten als eine wirksame Möglichkeit weniger Geld auszugeben."[10] Genau das bringt den amerikanischen Humor zum Ausdruck: Man verspottet das Schicksal und amüsiert sich darüber, statt zu jammern und zu klagen.

Das Lachen kann einem schwinden, vor allem, wenn man in eine fundamentale Sinnkrise gerät, die das mühsam Errungene zunichtemacht. „Wozu die ganze Plackerei? Wozu sich überhaupt noch anstrengen?" Gerade in diesem Verzweifeln findet sich auch das Einfalltor des Humors. Nicht als billiger Tröster, sondern als innere Einstellung, die den Kopf hochhält, auch „wenn der Hals dreckig ist". Die höchste Form des Humors ist, wie Camus sagt, „die überwundene Verzweiflung", die mitten in der Vergeblichkeit hilft, trotz allem standzuhalten, selbst wenn es nur eine kleine Wendung ist, die uns in die Selbstwirksamkeit und Hoffnung führt, die aufblitzen lässt, dass wieder Gutes hervortreten wird. Die Frage: „Warum passiert mir das?" führt nicht in den Humor, wohl aber die Frage: „Warum passiert das für mich?" Sie macht leicht. Oder vielmehr: leichter.

Wie nahe Humor und Leid einander sind, habe ich am eigenen Leib erfahren. Ertappe ich mich beim Selbstmitleid, kann ich mittlerweile unterscheiden, ob ich mich dadurch schwäche oder in die Kraft komme. Schwäche ich mich, so warnt meine Selbstzensur, dass ich mir von mir selbst auch nicht alles gefallen lassen darf. Inzwischen ist mir klar geworden, dass Trauer ohne Selbstmitleid eine Art abstrakter Trauer wäre, weil man dabei von sich selbst abstrahiert. Heute glaube ich, dass zumindest ein gewisses Maß an Selbstmitleid die Trauer menschlich macht, weil sie die Verbindung zwischen mir und meinem verlorenen Menschen herstellt und weil es meine Art ist, auszudrücken, dass ich so vieles nicht mehr erleben oder erzählen kann und damit allein bleibe. Wahrscheinlich gibt es keine schmerzlosen Erinnerungen, sondern höchstens solche, die irgendwann mit einem Lächeln verbunden sind.

Die Begegnung mit einem Bekannten, bei der es um sein Leiden ging, führte dazu, dass ich ihn fragte, wie lange er denn schon depressiv sei. Er rechnete: „Ungefähr seit sieben Jahren!" Darauf ich: „Dann ist es doch keine Krankheit, sondern ein Hobby!" Ich erschrak, weil er losprustete, aber er beruhigte mich: „Na, wenn es nur ein Hobby ist … ich glaube, ich hatte gerade eine Spontanheilung." Mal sehen. Der Mensch denkt. Gott grinst. Das Lachen ließ ihn kurzzeitig seine depressive Lebensangst vergessen und rettete ein wenig seines Selbstbewusstseins. Immerhin konnte er lachen, ohne gleich handeln zu müssen. Es tut gut, wenn jemand endlich lacht.

Letztendlich ist der Humor melancholisch grundiert, weil immer etwas mitschwingt von dieser Kraft des Entrinnens, weil wir über etwas lachen, das eigentlich zum Weinen ist, über das man auch ganz bestimmt weinen würde, wenn man nicht Humor hätte. Vor allem im Galgenhumor wird das auf die Spitze getrieben, weil er nicht nur die persönliche Angst, sondern auch ein grausames Schicksal auslacht. Hier nimmt der Humor tragische Züge an, weil man ihn weder will noch wünscht, ihn aber aus Überlebenswillen heraus braucht. Der von Freud viel zitierte Witz vom Delinquenten, der zur Hinrichtung geführt wird, kommentiert es drastisch: „Na, die Woche fängt ja gut an!" Was bleibt anderes an der Endstation, wenn alles verloren ist, als die Haltung des Humors, damit man nicht zusammenbricht oder wahnsinnig wird? Man kann die abgrundtiefen Gefühle immerhin abwehren, die einen angesichts der Unerträglichkeit der Situation überschwemmen würden. So bewahrt man zumindest etwas von seiner menschlichen Souveränität und lässt sich nicht von den Tränen der Aussichtslosigkeit und der Verzweiflung wegschwemmen. Es gehört große Kraft dazu, sich wenigstens diese innere Freiheit zu bewahren und zu lächeln, statt zu weinen. Es gibt offensichtlich eine Enklave der letzten Entscheidungsfreiheit, ob man den Weg des Erleidens oder des Humors einschlagen will.

Der Realität trotzen

Statt in die Sackgasse der Opferrolle zu geraten – „niemand versteht mich", „das wird schlimm enden", „je mehr ich mich anstrenge, desto weniger funktioniert es" – oder in Depressionen zu verfallen – „mein Leben ist nichts wert" –, wäre es produktiver, auf solche erschöpfenden Refrains zu verzichten und der Realität zu trotzen. Man kann Alternativen suchen, die einen von diesen hartnäckigen Gedankengängen wegbringen. Man kann aufhören, Gedanken wiederzukäuen, die einen hilflos und schwach machen. Um sich aus dem Sog schwächender Gedanken zu entziehen, kann Eigensinn manchmal ganz praktisch aussehen: spazieren gehen, tanzen oder eine Aktivität ausführen, die gleichzeitig Konzentration und Körpereinsatz braucht, wie beispielsweise Schränke aufräumen, Kühlschrank säubern, Abfluss reinigen. Wem es gelingt, währenddessen auch noch sein inneres Mahlwerk trickreich anzuhalten – „ich muss meinen Ex anrufen", „ich muss meine Mutter besuchen", „ich habe Angst", „das ist zu schwer" –, der hat berechtigte Hoffnung, dass sich diese gesunde Trotzkraft wieder meldet, die ihre eigenen Mantras hat: „Die anderen sehen die Welt anders", „ich muss nicht die Probleme meiner Freunde/Geschwister/Familie lösen", „ich behandle andere so, wie sie behandelt werden möchten", „ich muss nicht über potenzielle Krankheiten nachdenken, weil das ohnehin nur Kopfschmerzen bereitet". Und die Krönung: „Ich kann weder alle Probleme lösen noch muss ich sie alle lösen." Einen philosophischen Satz dazu verdanke ich meiner pragmatischen Freundin: „Die Lösung des Problems merkt man daran, dass es weg ist."

Ich spreche nicht von der Verklärung positiver Gedanken, vom sogenannten positiven Denken oder den kognitiven Hochtouren Münchhausens, auch nicht von Wurstigkeit. Zwanghafter Optimismus ist genauso deprimierend wie das Lächeln der ewig Frohsinnigen, aus deren Käfig es kein Entkommen gibt. Ich spreche davon, dass man im Wissen um diesen Rest, mit dem man sich abzufinden hat, entscheiden kann, wie man mit Verstimmungen umgeht. Mit ein wenig Nachsicht kann man nämlich auch üben, den „Hefeeffekt" zu bremsen. Es könnte sein, dass man sich nach solch einem seelischen Herbst wie eine Katze plötzlich in ein vibrierendes Muskelbündel verwandelt. Beides ist wichtig: das Innehalten und das Aufspringen. Vielleicht könnte diese eigenwillige Art, sich von den Zeitdieben zu entfernen und sich eigene Bewegungsfreiheit zu verschaffen, ein erster Sprung ins Freie sein.

Fröhlich und dickköpfig

„Warum seid ihr Deutschen so humorlos?", fragte mich eine befreundete Spanierin, die sich über unsere Lust, sich leserbrieflich mitzuteilen, amüsierte. Gibt es dafür historische Hintergründe? Sie ist sicher nicht die Erste, die über unser Verhältnis zu Humor, Scherz und Ironie gerätselt hat. Ich konnte das Rätsel bisher auch nicht lösen, da ich meine, dass man diese Fragen nicht völkerpsychologisch, sondern eher individuell angehen sollte. Wer lacht, hat ohnehin keine Hand frei, empörte Briefe zu schreiben. „Red ruhig weiter, meine Meinung steht ohnehin fest", sagte eine Unbeirrbare, die bereit war, Anfeindungen in Kauf zu nehmen. Wer provozieren, sich empören oder entrüsten will, dem ist das Gelächter sowieso egal, weil er vor allem seine Sicht der Welt und der Dinge und seine eigenen Stellungnahmen unter die Leute bringen will. Soll er, kann er, darf er. Man weiß ohnehin, dass ein unterdrücktes Talent die Seele vergiftet. Aber weshalb sind gerade diejenigen oft so unlustig, die Humor für unheimlich wichtig halten?

Der Humor steht im Verdacht, sich mit allem zu versöhnen und die eigene Bequemlichkeit, Feigheit und Selbstgenügsamkeit zu unterstützen. Dagegen spricht eine Begegnung, die ich mit einer Rosenkranz betenden Frau in der Kirche hatte. Ich fragte sie, weshalb sie jeden Tag in der Kirche sitze. Sie meinte, sie hätte so viele Enttäuschungen mit ihrem Gott erlebt, aber das halte sie nicht ab, dennoch zum Rosenkranz zu gehen. Auch wenn Gott für sie ein Schuft sei, da höre bei ihr der Spaß auf, deswegen müsse sie ihn noch lange nicht bestrafen. Wozu ihre jahrzehntelange Rosenkranzpraxis aufgeben? Immerhin hat sie so weiterhin einen Platz in der Kirche, wo sie ihrem Unglauben einen Ort und ein Ritual geben kann. Ihre Devise: Gott ist eine Enttäuschung, also bete ich Rosenkranz – Amen! Ich würde auch gern in der Kirche beten, wenn es nicht so schlecht für meine Knie und meine Strumpfhosen wäre.

Ich sehe keinen Grund, sich mit der Negation des Humors zu verbünden. Es wäre ein Zeichen von Kleinmütigkeit, als würde man sein ganzes Leben lang Schwarz tragen, nur weil man Angst vor Pink oder Türkis hat, womit man dann auffallen würde. Ich bin keineswegs dagegen, dass man Menschen hilft und sie dazu verführt, ihre Humorlosigkeit zu überwinden. Es ist mir auch bewusst, dass in der Humorlosigkeit eine hilflose Bitte an die anderen steckt, am Lachen teilhaben zu wollen. Aber gerade deswegen gehen mir diese übergriffigen Ermunterungen „nun lach doch mal", „ist das nicht lustig", „schmeckt das nicht lecker" gegen den Strich, die von jedem verlangen, dass er sich zusammenzureißen hat und für seine Haltung gegen die Welt eine Lösung finden sollte. Die Humorlosigkeit ist für mich eine Haltung, die biografische Gründe hat: Es gab und gibt vielleicht noch immer persönliche Umstände und Gründe, dass sie solch eine Einstellung für sich selbst entwickelt und gewählt haben. Deswegen habe ich kein Recht, sie zu bekehren. Wenn meine Lebensart, so wie ich bin und mit anderen umgehe, für sie keine Option zu sein scheint, dann kapituliere ich. Natürlich würde ich versuchen, kleine Fenster in der Mauer der Engstirnigkeit und Starrheit zu öffnen. Ich würde es mit Dickköpfigkeit immer wieder versuchen. Wenn ich Glück habe, entlocke ich meinem Gegenüber vielleicht sogar ein kleines Lächeln. Habe ich kein Glück, dann kann ich nur akzeptieren, dass kein Mensch – auch nicht mit bestem Willen – in der Lage ist, die Lebenshaltung eines anderen zu ändern.

Daraus folgt, dass man sich sein Leben mit zu viel negativem Denken ziemlich vermiesen kann. Was bleibt, wenn sich die Dinge anders entwickeln, als man trotz seiner Unkenrufe prophezeit hat? Wie wächst man in die Schuhe hinein, die schöner sind, als man erwartet hat? Wie kann man noch lachen, wenn man sein ganzes Leben lang Kalorien zählt? Aufschlussreich fand ich die Beobachtung, dass besonders schöne Menschen oft auffallend humorlos sind. Hat das womöglich damit zu tun, dass sie nach der Devise leben: „Du sollst kein unnötiges Fett zu dir nehmen!“? Ich erinnere mich hierzu an einen Ausspruch von Claudia Schiffer, der sinngemäß lautete: „Ich mache keine Diäten, ich lebe einfach nicht.“ Warum wollen manche Frauen lieber schön als gescheit sein, obwohl ihnen das Lachen dabei vergeht? Hat es mit den Männern zu tun, die besser sehen als denken können?

Wenn mir ein Betonkopf das Leben schwer macht, habe ich mir angewöhnt, erst einmal zu schweigen und mein humorloses Mona-Lisa-Lächeln aufzusetzen, das sie selbst so kommentierte: „Small world, ain't it?“ („Kleine Welt, nicht wahr?“). So geschehen, als ein leicht alkoholisierter Mann im Zug, der aussah wie ein schlecht gealterter Marlon Brando, meinte: „Alles Arschlöcher, außer Mutti.“

Wie geht man mit Männern um, die dringend Erziehung von Mutti bräuchten? In solchen Situationen warte ich ohne großes Trara einfach ab, bis sich der Nebel verzieht und ich wieder klare Sicht habe. Das klingt zwar banal, aber was nützen die eigenen Befindlichkeiten, wenn man weiß, dass man Leute, die abstruse Meinungen vertreten, nicht angreifen soll. Lieber tief durchatmen. Wenn man dann überhaupt noch etwas sagen will, dann mit zermürbender, nervender Langsamkeit. Das habe ich mir bei unserem verstorbenen Altbundeskanzler Helmut Schmidt abgeschaut, wofür ich ihm noch heute dankbar bin. Wenn es brenzlig wurde, sprach er stets noch bedächtiger als ohnehin schon. Er hatte es erkannt: Ein bisschen lächelnden Eigensinn sollte man sich stets gönnen. Jedenfalls bin ich mit dieser Lösung bisher gut gefahren. Entweder souverän, dickköpfig oder ausgeliefert sein – wir haben die Wahl.

Humor und Glück

Ich kenne Menschen, die kommen einfach unfallfrei durchs Leben. Sie stolpern nicht auf der Rolltreppe, die Zecken lassen sie in Ruhe und die Radarkontrollen stehen immer dort, wo sie gerade nicht fahren. Andere ziehen das Pech einfach an. Sie holen sich eine Fischvergiftung, stoßen sich überall den Kopf an, verlieren ihr Handy, schneiden sich mit dem Brotmesser in den Finger und stolpern über die eigenen Füße. Manchmal muss man mit Humor nur so um sich werfen, um diese Ungerechtigkeit auszuhalten. Es scheint durchaus plausibel, dass wir besser mit negativen Zwischenfällen zurechtkommen, wenn wir uns der Möglichkeit, dass sie vorkommen, bewusst sind. Das trifft aber auch auf die positiven Zwischenfälle zu. Unwahrscheinliches ist in beide Richtungen wahrscheinlich. Allerdings fällt uns meistens das negativ Unwahrscheinliche mehr auf, weil wir es vermeiden oder verleugnen wollen. Das eigene Geschick nicht kontrollieren zu können, ist für viele Menschen eine beängstigende Vorstellung. Allerdings ist diese Vorstellung eine Tatsache. Sie zu verleugnen, kann den Blick auf die Chancen versperren, die uns der Zufall ebenfalls vor die Füße wirft.

Die Wahrscheinlichkeit, Glück zu haben, steigt mit der Bereitschaft, offen zu sein und Neues auszuprobieren, selbst wenn damit manchmal Risiken verbunden sind. Positivisten verfügen meist über diese Bereitschaft. Allerdings nicht durch eine höhere Fügung, sondern weil sie sich dazu entschieden haben. Und weil sie daran glauben, dass sie immer wieder wie Phönix aus der Asche steigen werden. Wohingegen die Negativisten damit eher assoziieren: „Phönix und wieder nix."

Die Wissenschaftler Daniel Kahneman und Matthew Killingsworth, die über den Zusammenhang von Glück und Geld forschten, stellten fest, dass Glück davon abhängig ist, wie sehr Menschen in Kontakt mit dem Hier und Jetzt sind. Killingsworth schreibt: „Wenn man reich und unglücklich ist, hilft mehr Geld auch nicht.«[11] Glück liegt also in der Präsenz und im Augenblick. Eine der wichtigsten Erkenntnisse der beiden Forscher war, dass Menschen 47 Prozent des Wachzustandes mit dem sogenannten *Mind Wandering* verbringen – ein Zustand, in dem die Gedanken driften. Viele davon sind negativ. Deswegen gilt: Je mehr im Hier und Jetzt, desto glücklicher.

Wenn es etwas gibt, das uns ins Hier und Jetzt bringt, sind es überraschende Momente, die uns einen neuen Horizont eröffnen. Denken Sie an Ihren ersten richtigen Kuss. Warum war er so aufregend? Ich vermute, weil er kurz war und nicht jahrelang dauerte. Nun verstehe ich auch, weshalb ich als Kind immer Wiesenblumensträuße pflückte und sie bis zum heutigen Tag liebe. Sie erinnern mich immer wieder daran, mein Glück im Jetzt zu finden. Denn was morgen welkt, ist heute schön.

Hierzu ein unvergessliches Erlebnis aus meiner Kindheit: Meine Jungengruppe und ich hatten eine Baumhütte im Wald, wo wir als treue Lutheraner an einem Samstag einen Gottesdienst feierten. Ich war die Pfarrerin, predigte und stimmte Lieder mit ihnen an. Plötzlich wurden wir von einem furchtbaren Unwetter überrascht. Klatschnass bis auf die Haut fand ich: Jetzt hilft nur noch beten. Also erhoben wir uns. Ich bat um Gottes Beistand. Mitten im Satz: „Bitte errette uns“ sprang plötzlich mein Vater als rettender Engel aus dem Gebüsch und brachte uns sicher nach Hause. Die Jungs schrien: „Gott hat uns gerettet! Amen!“ Von da war unser Glück besiegelt: Es gibt doch einen Gott über uns!

Eine besondere Rolle in diesem Zusammenhang spielen aber die Fragen: Was fühle ich? Was tun die anderen? Wie erleben mich die anderen? Wir wollen eine Rolle im Seelenleben der anderen spielen, deshalb sind wir auf nichts so erpicht wie auf die Gefühle, die andere für uns hegen. Wir können nicht leben ohne das Gefühl, dass andere genauso wirklich empfinden und fühlen wie wir selbst. Uns reicht nicht der äußere Anschein. Wir sind neugierig, ob die andere Seele uns will. Wir wollen es wissen, weil wir auf die Beachtung und Anerkennung anderer angewiesen sind. Der Humor und die Präsenz im Hier und Jetzt helfen, dafür aufgeschlossen zu bleiben, selbst wenn unsere Erwartungen enttäuscht werden, wenn wir nicht das bekommen, was wir wollen. Ein pikantes Erlebnis hierzu: Eine Kollegin traf einen Mann, den sie im Netz auf einer Dating-Plattform kennengelernt hatte. Er sagte: „Ich hatte dich mir ganz anders vorgestellt." „Meinst du etwa alt und fett?" „Nein, genau das Gegenteil!"

Statt beleidigt zu sein, mussten beide furchtbar lachen und kamen sich so näher, weil sie auf groteske Weise Bekanntschaft mit ihren Wünschen und Erwartungen gemacht hatten. Dem gegenüber offen zu sein, was wir nicht voraussagen können und was uns zu überraschenden Erkenntnissen führt, gerade wenn sie humoristisch daherkommen, ist Lebensproviant. Humor gepaart mit Offenheit kann nicht gerade Berge versetzen, aber Tore öffnen zum kleinen Glück im Hier und Jetzt.

4. Lachen kann heilen

Von allen menschlichen Lebensäußerungen ist das Lachen vielleicht das Erstaunlichste. Kaum zu glauben, was das Gehirn alles binnen Sekunden auslösen kann, wenn es nicht an der Kandare gehalten wird. Auch wie sich der ganze Körper von Kopf bis Fuß plötzlich verwandelt und außer Kontrolle gerät, ist höchst interessant und allenfalls bei Verliebten oder bei neurologischen Erkrankungen in ähnlicher Weise vorzufinden. Lachen ist eine Explosion im Körper, an dem von Kopf bis Bauch dreihundert Muskeln beteiligt sind, davon allein 17 Muskeln im Gesicht. Man verliert kurzzeitig seinen klaren Kopf, erliegt autonomen Körperreaktionen und ist jedem Quatsch ausgeliefert. Lachen ist die Anarchie des Körpers.

Ob Lachen wirklich Krankheiten heilen kann, darüber liegen noch keine gesicherten Befunde vor. Was man aber sicher weiß: Lachen verbessert die Lebensqualität und ist deshalb eine wertvolle Ergänzung und Unterstützung medizinischer Behandlungen. „Lachen ist die beste Medizin", sagt der Volksmund. Selbst der Philosoph Friedrich Nietzsche meinte, dass man zehn Mal am Tag lachen solle, sonst störe uns der Magen, „der Vater der Trübsal", bei Nacht. Jedenfalls habe ich noch nie jemanden getroffen, der am oder mit Lachen erkrankt ist. Wesentlicher erscheint mir die vorbeugende Wirkung des Lachens, die jeder am eigenen Leib erfahren kann.

Inzwischen wissen wir, welche Substanzen uns überschwemmen, wenn wir uns vor Lachen biegen: Endorphine, Katecholamine, Killerzellen etc. Natürlich sind es nicht nur die Glückshormone, die uns so guttun, sondern auch die Erfahrung, dass biegen lustvoller ist als brechen. Daher scheint mir diese verbreitete Überzeugung einseitig: „Wir lachen nicht, weil wir glücklich sind, wir sind glücklich, weil wir lachen." Warum kann man nicht Lachen und Glück miteinander verbinden? Warum nicht beides: lachen, weil man glücklich ist, und glücklich sein, weil man lacht?

Lachen ist heilsam, weil es alle Lebensprozesse stärkt, die unser Leben erhalten, geistige und körperliche Bewegungen stimulieren und den Körper erfrischen. Wenn also jemand lacht, dann sind gleichzeitig Herz, Lunge, Körpermuskulatur, Lymphsystem und Gehirn aktiviert. Der Blutdruck wird erhöht, der Kreislauf angeregt, der Atemrhythmus beschleunigt, die Lungen werden durchlüftet und sämtliche Muskeln werden aktiviert. Der amerikanische Medizinwissenschaftler und Gründer der Wissenschaft vom Lachen William Fry fand heraus, dass die Herztätigkeit eines gewöhnlichen Alltagslachens der Herzreaktion einer Aerobic-Übung oder zehn Minuten Rudern entspricht. Warum sich also mit Sit-ups quälen, auf dem Fahrrad abstrampeln oder mit Leibesübungen foltern, wenn man den gleichen Effekt durch ein paar Lacher am Tag wesentlich lustvoller, pfiffiger und vergnügter gestalten kann? Nicht zu vergessen die Verbrennung von Kalorien, die man so nebenbei durch das Schwitzen verliert, ohne sich zu kasteien. Lachen ist also auch gut für die Figur. Der Humorist Dieter Hallervorden meinte in einer Talkshow: „Deutscher Humor ist ein echter Schlankmacher. Man muss meilenweit laufen, bis man ihn trifft." Als Organistin kann ich da mitreden, denn Organistin zu sein bedeutet nicht nur am einsamsten Platz vor Gott zu sitzen, sondern auch ein Leben lang schlank zu bleiben wegen Durchfall und kalten Fingern.

Statt verkniffen aus der Wäsche zu schauen, sollte man also lieber lachen, bis die Tränen kullern, oder sich ins Fäustchen lachen über die anderen, die sich abrackern, um ihre Pfunde loszuwerden. Wer Tränen lacht, braucht sie nicht zu weinen. Wäre das nicht auch eine Chance, zu entspannen und ein Stück glücklicher Kindheit nachzuholen?

Das geflügelte Wort „Lachen ist gesund“ ist zwar eine Allerweltsweisheit, aber sie birgt tiefes Wissen, das inzwischen auch von Medizinern bestätigt wird. Sie haben es sicher schon erlebt: Sie waren gelähmt vor Angst, hatten mal wieder Herbst in der Seele oder waren blockiert durch Schmerzen, Ärger oder Wut. Irgendetwas bringt Sie zum Lachen – Schmerzen und Angst verflüchtigen sich, Ärger verschwindet und die dunklen Wolken der Depressionen verziehen sich. Humor hat die Kraft, negative Gefühle anzuhalten, abzumildern oder sogar gänzlich aufzulösen. Ein herrlicher Weichspüler!

Wie ist das möglich? Es hat mit dem Element des Spielerischen zu tun, das dem Humor innewohnt. Lachen und Spielen hängen eng zusammen. Auch im Lachen geben wir ein Signal, dass etwas nicht ernst, sondern nur spielerisch gemeint ist. Die Sprache verrät es. Wenn wir sagen „ich spiele nur“, bedeutet das letztlich „ich meine es nicht ernst“. Wir spielen mit dem Geist, mit Möglichkeiten, Ideen, Gedankenblitzen und Vorstellungen und tauchen in eine Welt ein, in der wir verspielt, frech, chaotisch oder einfach spontan, naiv, blauäugig sein dürfen. Der Unterschied zwischen „sich kindisch benehmen“ und „eine kindliche Perspektive einnehmen“ liegt in der Reife des Verhaltens. Kindisches assoziiert man abwertend mit hemmungslosem, unreifem, unreflektiertem Verhalten wie Trotz, Angeberei, Imponiergehabe, während die Perspektive des Kindlichen mit Neugier, Leichtigkeit und Forscherdrang assoziiert wird.

Diese Haltung kann gerade in ernsten Situationen eine reife Bewältigungsstrategie sein, weil sie mit Herausforderungen spielerisch umgeht, den Horizont erweitert und auf Vertrauen und Großzügigkeit statt auf Skepsis und Profit setzt. Noch ein Aspekt: Die Aussicht, sich spielerisch und humorvoll mit Problemen auseinanderzusetzen, erfüllt uns mit größerer Freude als die Aussicht, sich egoistisch durchzusetzen.

Wenn wir mit etwas spielerisch umgehen, sehen wir die Dinge nicht so dramatisch und bierernst und gehen ein wenig auf Distanz, aber nicht zu sehr. Vergleichbar ist dieses Verhalten mit dem Flirten: Man lässt zwar durchblicken, was man vorhat, relativiert es aber gleichzeitig und lässt sich und dem anderen den Rückzug offen. Mein Musikerfreund erlaubte sich solch einen Scherz. Er: „Willst du mich heiraten?"– Sie: „Auf keinen Fall" – Er: „Siehst du, deswegen bleiben wir glücklich bis an unser Lebensende." Dieser Perspektivwechsel lockt auf eine überraschende Fährte und schafft einen Wandel in der Wahrnehmung, sodass man sich köstlich amüsiert über den Unsinn in der Situation und erleichtert aufatmet: Noch mal davongekommen! Alles halb so wild!

Humor heißt Fühlen

Das Gedicht des Komikers Piet Klocke bringt es auf den Punkt: „Das Tier, es schweigt. Der Mensch, er fühlt, ist deshalb auch oft aufgewühlt. Das Tier, es hat gut lachen, es denkt sich seine Sachen."[12] Wir alle haben Gefühle und jeder beheimatet seine eigenen Gefühle. Wir sind also ein unzertrennliches Paar. Wer steuert diese Gefühle? Wir selbst.

Es geht darum, jemand zu sein und zu werden und auf eine fühlende Art in der Welt zu sein, sein Herz unter den Schichten von Erwartungen, Verpflichtungen, Zwängen und Notwendigkeiten zu finden. Dazu braucht es eine Zentrierung, ein Nach-innen-Lauschen, das mehr mit Wahrnehmen, Spüren und weniger mit drängender Suche zu tun hat.

Der Humor ist dabei so wichtig, weil er positive Emotionen auslöst. Weil er hilft, Probleme, Abgründiges und negative Erfahrungen zu bewältigen. Aber es kommt auf die Mischung und den Kontext an. Wer kennt nicht die Situation, dass man einen Witz erklären muss? Plötzlich ist er nicht mehr lustig, weil die Dosierung nicht stimmt.

Humor ist wie das Salz in der Suppe der Gefühle. Eine Welt ohne herzhaftes Lachen wäre furchtbar. Keine Emotion ist so ansteckend und mitreißend wie ein vergnügtes Lachen. Wir brauchen uns nicht einmal anzuschauen, anzufassen oder auszuziehen, um in den Sog dieser Emotion zu geraten. Wilhelm Busch bestätigt es: „Lachen gibt's vom Trottel bis zum Teufel." Humor ist eine Überlebensstrategie, vielleicht sogar wichtiger und adaptiver als sämtliche Durchsetzungsstrategien. Warum? Weil er uns beflügelt und weichklopft.

Wie „durchwachsen" das Leben auch sein mag, gerade dann haben die Humorvollen eine Macht auf ihrer Seite, einen Lebensmut, der sie stärker macht. Es sind die hellen Humorgefühle, die uns zu sozialen Wesen machen, weil wir für andere liebenswürdiger werden, wenn wir heiter, vergnügt und optimistisch sind. Ein sonniges Gemüt leitet die Wahrnehmung des Guten: In einer Welt voller Gefahren und Katastrophen färbt es gnädig unseren Blick auf die Realität, damit wir den Lebensmut und unsere Träume nicht verlieren.

Dem Leichten mehr Spielraum zu geben, das ist ein Prinzip des Humors. Gerade weil das Negative in unserem Leben viel schwerer wiegt. Die Zeitungen leben davon, dass Unglück, Katastrophen, Verbrechen unsere Aufmerksamkeit weit mehr zu fesseln vermögen. Würden sie uns ständig begleiten, so wäre jeder Tatendrang im Keim erstickt.

Wie machtvoll der Humor ist, zeigt sich vor allem darin: Man kann Fehlschläge besser überwinden und aus Erfolgen Kraft schöpfen, weil man seine Selbstwirksamkeit höher einschätzt. Man wird, wie der Philosoph Peter Sloterdijk in einem Gespräch meinte, unter einem helleren Himmel leben als unter einem, unter dem die Depression immer recht hat. Aber man muss es wollen. Helle Herzensgefühle heben uns empor, zu den anderen und zu uns selbst, weil sie uns frei machen von allzu großen Erwartungen. Sie bestärken und beflügeln uns, weil sie wacher machen – nicht nur für die kleinen Momente, Gelegenheiten und Schönheiten, sondern vor allem, weil sie unser Herz offen halten für das Gute.

Wie aggressive Gefühle durch Bahnung im Gehirn bestärkt werden, so können auch heitere, gelassene emotionale Qualitäten gebahnt werden, indem man übt, heiter zu sein, selbst wenn der Streit lockt, indem man Gelassenheit übt, wenn Unruhe und Friedlosigkeit auf uns lasten. Dieser Zustand ist natürlich abhängig von zwischenmenschlichen Situationen, denn wie der Volksmund so treffend sagt: „Es kann der Frömmste nicht in Frieden leben, wenn es dem bösen Nachbarn nicht gefällt." Gefühle sind in hohem Maß situationsabhängig, aber sie hängen auch von der Bereitschaft, der Übung und dem Willen ab, heiter oder humorvoll zu sein. Grundlage dafür ist eine Regulationskompetenz, die durch Bewertung von Ereignissen erregende und aggressive Impulse zu hemmen und umzustimmen vermag.

Hierzu eine Szene aus dem Krankenhaus: Ein Clown besucht die Kinderabteilung und setzt sich an das Bett eines Mädchens, das bitterlich vor Schmerz weint. Der Clown packt eine Tüte Popcorn aus, nimmt eine Handvoll und tupft damit die Tränen des Mädchens ab. Dann isst er sie und sagt so etwas wie: „Jetzt schlucke ich deine Tränen, dann geht dein ‚Weh' weg." Plötzlich strahlt das eben noch von Schmerz gezeichnete Kindergesicht fröhlich auf.

Woher hat dieser Clown gewusst, was dieses Mädchen brauchte? Wie wissen wir, was ein anderer Mensch fühlt? Wir spüren es, wenn wir uns in den anderen mit all unseren Sinnen einfühlen. Einfühlungsvermögen hat seinen Sitz im Herzen, das wir füreinander haben. Das Herz ist unser Sinn für das andere Fühlen. Was da ist, wenn zwei Menschen mehr erkennen als das, was das äußere Verhalten des Augenblicks freigibt, ist mit den Kategorien des Denkens allein nicht zu fassen. Bleibt man in diesen, entsteht im anderen höchstens das Gefühl: „Er hat sicher recht, aber er versteht mich nicht."

Es gibt Menschen, denen fällt es leicht, ihren Schalter nach Bedarf umzulegen und andere spontan zum Lachen zu bringen. Ihr eigenes emotionales Mitschwingen verhilft ihnen dazu, dass sie trösten und erheitern können. Nichts fordert und fördert unsere Intelligenz, nichts unser Feingefühl so sehr wie der Umgang mit den Gefühlen anderer. Gefühle sind nie das Produkt eines schnellen „Aha!". Sie erfordern eine besondere Haltung des antennigen Hinspürens, Einstimmens und Mitdenkens, die ermöglicht, in die engen oder weiten Schuhe eines anderen zu schlüpfen oder in seinem Kopf spazieren zu gehen. Und sie braucht Fantasie. Eine Einstellung, die vernehmend, hörend, empfangend ist, bevor sie antwortend, aktiv und intentional wird. Eine ältere Frau drückt dies als Wunsch aus: „Wenn es mir schlecht geht, wünsche ich mir den anderen als jemanden, der mir unendlich lang zuhört, bis ich durch mein Fühlen und Sprechen selbst darauf komme, was mir fehlt und was ich zu tun habe."

Der Humorsinn ist eines der Feingefühle für den Umgang mit den Emotionen anderer und vergleichbar mit dem, was aus Ölfarbe Kunst und aus Tönen Musik macht. Dieser Sinn, der uns zu einfühlsamen Wesen macht, ist in uns angelegt. Man kann ihn ausbilden, wie man Geschmack bilden kann. Es braucht eine bestimmte Art von Konzentration und Aufmerksamkeit für die Realität des anderen, die zu erlernen ist. Eine Möglichkeit wäre, dass man beispielsweise einem aggressiven Kollegen wohlwollend begegnet und nicht mit gleicher Münze zurückzahlt, weil man ahnt, dass sein Verhalten nichts mit einem selbst zu tun hat.

Manchmal ereignet sich Humor und gegenseitige Einfühlung ganz einfach – wie beim Tanzen. Man dreht seine gemeinsamen Pirouetten leicht und spielerisch oder spielt einander die Bälle zu. In diesen glücklichen Momenten spüren wir: die Chemie stimmt. Keine Anstrengung ist nötig, es geschieht wie von selbst. Meist geschieht es aber nicht einfach und mühelos. Man muss sich entscheiden, verstehen zu wollen, weil man etwas erkannt hat und weil man es will. Weil man menschlich und empathisch sein will.

Das Herz hat am rechten Fleck, wer sich das Ergehen anderer entschieden etwas angehen und sein Einfühlungsvermögen großzügig walten lässt. Menschen, die ihren Vorteil zu eng sehen, sind im Umgang mit anderen arme Schlucker. „Gefühle motivieren und begleiten uns im Alltag", schreibt der Psychotherapeut Hilarion Petzold.[13] Gefühle helfen uns, Mitgefühl zu entwickeln, weil wir unsere eigenen Gefühle ernst nehmen. Deshalb ist der Humor auch unentbehrlich, wenn wir in anderen Feuer entfachen wollen. Er ist der kürzeste und direkte Weg zum anderen und ansteckender als Gedanken und wissenschaftliche Erkenntnisse.

Zwischen Tränen und Lachen

Was fällt Ihnen leichter: Lachen oder Weinen? Lachen und Weinen sind keineswegs zueinander konträr, sondern einander komplementär. Man denke an manche traurigen Clowns oder melancholische Narren. Ihnen gemeinsam ist, dass sie einen Ausweg oder ein Entrinnen aus ihrer seelischen Not suchen und dieses Gefälle zwischen außen und innen durch Komik überbrücken. Man könnte ihr lachendes Weinen als eine Art entwaffnende Zustimmung zum Schmerz und dem Scheitern auffassen. Ich bin überzeugt, dass die Gabe guten Humors eine enge Verbindung zum Schmerz und zum Härtetest des Lebens hat. Jazzmusiker können ein Lied davon singen: „Wenn du deinen Lebensunterhalt als Jazzpianist bestreitest, musst du lachen lernen, sonst weinst du zu viel. Unsere Tiefs sind wirklich zum Weinen, aber uns rettet das Vergnügen, zusammen diese Musik zu spielen, die wir lieben."

Lachen und Weinen, wie gehören sie zusammen? Es geht nicht darum, zu lachen statt zu weinen. Das Weinen könnte man sogar als das Glück deuten, unglücklich sein zu dürfen. Jedenfalls ist es notwendig, weil unterdrücktes Weinen starr macht. Es ist umgekehrt: Wir dürfen auch lachen, obwohl wir unglücklich sind, weil das Lachen uns weich macht und unsere Verspannungen löst, Angestautes wieder fließen lässt und den Gedankenfluss befreit. „Wenn ich meinen Mann schon nicht mehr beglücken kann, ist es doch schön, was zum Lachen zu haben", so kommentierte eine Frau ihr Eheleid.

„Wenn ich noch lachen kann, dann kann es doch eigentlich nicht so schlimm sein", so tröstete sich die Frau, die gerade ihr Auto zu Schrott gefahren hatte. Zumindest für den Augenblick, in dem sie lacht, ist alles andere relativ und nur halb so wild. Wer noch lachen kann, verteidigt sich und gibt nicht auf. Wie die Witwe, die seit dem Tod ihres Mannes mit einem lachenden und einem weinenden Auge ihr neues Leben zu bewältigen versucht und erkannt hat, dass sie der lauernden Trauer seither offener ins Auge sehen kann.

Lachen entspannt, weil es die Wahrnehmung schmerzlicher Gefühle reduziert und deshalb Verlust, Angst und Trauer besser ertragen hilft. Es stabilisiert und führt zur Wiedererlangung der Balance, es gibt einem das Gefühl: „Jetzt ist es wieder gut." Das gilt auch für schöne Erinnerungen: Wenn sich das Weinen mit dem Lachen vermengt, verbinden und verbünden sich Schmerz und Glück.

Das Schicksal spielt mit uns – und wir lachen. Für mich ist dieses Lachen eine Form der radikalen Bejahung dessen, was und wie wir sind mit unseren Schönheiten, Beschädigungen und Schwächen. Unter Unglück und Verlust lachen wir, weil dies womöglich unsere Art ist, zu zeigen, dass wir das Hoffen nicht aufgegeben haben. Heute spricht man in diesem Zusammenhang von Resilienz. Statt sich in Besitz nehmen zu lassen von Wesenszügen wie Sturheit, Starrsinn, Pedanterie, Hilflosigkeit, heißt dennoch zu lachen, in die eigene Würde zu kommen, dieses große Wort mit Lebendigkeit zu füllen und selbst zu bestimmen: Wie möchte ich sein? Wie will ich mein Leben leben?

Vieles liegt nicht in unserer Hand, aber es liegt an uns, Würdelosigkeit und Hoffnungslosigkeit nicht zu akzeptieren, einander beizustehen und unserer Sehnsucht zu folgen. Gegen die Angst hilft das lachende Vertrauen, dass wir im Leben nicht allein sind, dass wir uns selbst und die anderen nicht im Stich lassen. So kann man sich eigentlich nur täglich darin bestärken, dass nicht die Angst, sondern die Hoffnung das letzte Wort hat. Unsere Antwort könnte darin bestehen, dass wir ein hoffendes Lachen pflegen, denn wo Lachen und Hoffen siegen, blüht die Lebendigkeit.

Sich gesundlachen

Man kann Yoga üben, joggen, Vitamine nehmen, meditieren und sich gesund ernähren. Vernachlässigt oder ignoriert man seine Herzensgefühle, so lebt man immer noch ungesund. Da bleibt eigentlich nur die Hoffnung: Vielleicht kommt einem das Leben dann einfach länger vor, wenn man auf all das Ungesunde verzichtet.

Wichtiger erscheint mir, dass wir auf unser Herz hören und begreifen, dass wir uns selbst unser Grab schaufeln, wenn wir das Schöne und Leichte ausrotten und nur auf Effizienz und Gesundheit setzen. Ein Umdenken ist nötig. Eines, das erkennt, dass wir ohne den Sinn für unsere Herzensgefühle nicht leben und lieben können. Gesund zu leben, bedeutet nämlich auch, sich seiner Seele und seinem Herzen zuzuwenden. Zum Beispiel beim Musizieren und Singen mit anderen. Oder wenn man sich einer Sache voll und ganz hingibt. Oder mit Kindern spielt. Am schönsten finde ich, wenn Menschen über sich hinauswachsen, wieder weich werden und von Herzen lachen. Lachen öffnet nicht nur, es macht uns auch schöner. Es lacht das Herz, und die Augen blitzen.

Je mehr wir unser Herz sprechen lassen, desto leichter pendeln wir zwischen Handeln und Träumen und desto eher neigen wir zu relativistischem Denken. Die Dinge sind nicht so einfach, wie sie scheinen, aber auch nicht so schwierig, wie manche sie erscheinen lassen oder uns weismachen wollen. Deswegen schmunzle ich über so ergiebige Diskussionen wie die wahre Auslegung der Bibel oder Auswüchse des neuen Gesundheitswahns. Jeder hat ein bisschen recht, aber das macht die Menschen dennoch nicht glücklich, weil sie auf ganzer Linie recht haben wollen.

Elastisches Denken kennt beides: flexibles und rigides Denken. Ich kann bei einem Gespräch von meiner Meinung eine Zeit lang abweichen und immer wieder unbeirrt darauf zurückkommen. Ich gebe im Nu nach, wo dies angezeigt ist, und höre an einem bestimmten Punkt auf, nachzugeben. Vielleicht ist es das, was das Herz elastisch hält – nachgeben, lachen, und wenn es darauf ankommt, unbeirrbar sein.

Was hält uns lebendig? Das weite Herz gepaart mit einer großzügigen Portion Humor. Wir brauchen beides. Humor zielt nicht auf ein bestimmtes Ergebnis ab, aber er hält uns flexibel. Humor braut sich nicht hinter verschlossenen Türen zusammen, er hängt davon ab, in welchem Ausmaß und in welcher Intensität wir uns mit anderen austauschen. Er ist zwar eine individuelle Gabe, aber er entfaltet sich erst zwischen Menschen. Das Beglückende am Humor gilt für alle, weil es jenem Glück ähnelt, das Nietzsche so formuliert hat: „Man hat sein Lüstchen für den Tag und sein Lüstchen für die Nacht, aber man ehrt die Gesundheit." Warum sich die Humorlust im Zusammenleben ereignet, liegt in der Natur des Humors, der wie die Kreativität die Dinge und Menschen miteinander verbindet. So entfaltet sich eine geistige Landschaft, die jedem gewährt ist. Je mehr dieser Möglichkeitsraum durch Austausch und neue Ideen belebt wird, desto inspirierender entwickelt er sich.

Humorvolle Menschen

„Wir dürfen doch nicht alles zum Problem hochsterilisieren", sagte ein Sportler einst. „Da hätte ich auch noch eines für Sie", hätte ich ihm am liebsten geantwortet. Tatsächlich merkte er nicht einmal, dass Sprache nicht gerade seine Stärke war. Recht hat er, man soll sich nicht einschüchtern lassen. Nicht von Problemen, nicht von einengender Sprache, nicht vom Zwang zur Anpassung, nicht von überfordernden Idealen oder erdrückenden Zweifeln. Man soll auch nicht, statt Lösungen zu suchen, auf das nächste Problem aufspringen. Deswegen plädiere ich für Humor, weil er von allen evolutionären Strategien eine der vorteilhaftesten ist. Er entwickelt unsere sozialen und kreativen Potenziale, weil er Handlungsspielräume verschafft und das lähmende Gefühl der Ohnmacht vertreibt. Karl Valentin hat diese Freiheit des Humors treffend beschrieben: „Jedes Ding hat drei Seiten, eine positive, eine negative und eine komische.« Er inspiriert uns, aus dem dualistischen Schwarz-Weiß-Denken hinauszuwachsen, um die Dinge aus einem dreidimensionalen Blickwinkel zu betrachten. Womöglich schaffen wir so die Freiheit der Wahl, denn wer nicht weiterweiß, kann von vorn anfangen, weil das Ende der Anfang von der anderen Seite ist.

Immerhin hat die Humorforschung inzwischen einige Charakteristika herausfiltern können, die humorvolle Menschen ausmachen. Humorvolle Menschen haben diesen gewissen Esprit, der ansteckt und verführt. Sie sind beliebter und man erinnert sich eher an sie. Zudem werden sie häufiger weiterempfohlen. Diese Erkenntnis verdanken wir Christopher Robert, einem Managementprofessor an der Universität von Missouri-Columbia. Studien von Alice Isen an der Cornell-Universität in New York bestätigen ebenfalls, dass humorvolle Kollegen als sympathischer empfunden und auch von Vorgesetzten besser bewertet und öfter befördert werden. Jedenfalls zeigen diese Studien, dass Humor als kommunikative Stärke erlebt wird. Wer andere im Gespräch zum Lachen bringt, wer sie anregt, begeistert und motiviert, erzeugt unweigerlich positive Resonanzen und füllt die vitalen Batterien, das kann man nicht nur in beruflichen Situationen, sondern auch im privaten Alltag selbst erfahren. Damit stehen sie im Gegensatz zu Menschen, die einen mit ausgelaugten Fragen oder fertigen Phrasen derart langweilen, dass man fast lebensmüde wird.

Wie erkennt man eine humorvolle Person? Grundsätzlich hängt Humor mehr von der Lebenswelt und Lebenserfahrung ab als vom genetischen Make-up. Jeder lacht auf seine Art und Weise, sodass man behaupten könnte: Sag mir, worüber du lachst. Und ich sage dir, wer du bist. Der römische Philosoph Horaz fragte: „Warum lachst du? Ändere die Namen und schon handelt die Geschichte von dir." Es lohnt sich, zu reflektieren – trotz unserer Neigung, für sich selbst Ausnahmen zu machen –, ob wir in dem, was wir lächerlich finden, nicht auch uns selbst wiederfinden. Ein Beispiel: die verlassene Geliebte, deren Kummer einen zum Lachen reizt, um die eigene Angst abzuwehren, selbst davon betroffen zu sein. Oder der beraubte Nachbar, über den man lacht, weil er an die eigene Unvorsichtigkeit oder Gutgläubigkeit erinnert. Durch nichts verraten wir uns so sehr wie durch das, was wir lächerlich finden. Umso erstaunlicher, dass es Menschen gibt, die ihr Leben ohne Gespür für Lächerlichkeit verbringen – wahrscheinlich wurden sie schon mit der Muttermilch mit preußischem Gehorsam geimpft.

Jeder hat sein spezifisches Humorprofil, sodass man sagen könnte: Die Grenzen meines Humors sind auch die Grenzen meiner Welt. Wie jeder seine eigenen Denkmuster hat, so gibt es auch einen persönlichen Fingerabdruck des Humors. Insofern ist Humor eine intime Haltung, die die Grenzen zwischen Menschen markiert. Jeder spielt sein eigenes, individuelles Humorspiel und jeder reagiert auf seine Art darauf. Was der eine witzig findet, langweilt den anderen, was jemand als peinlich empfindet, amüsiert den anderen. Frage ich meine Nächsten, so bekomme ich von jedem eine andere Antwort. Der eine liebt Loriot, der andere Gerhard Polt, ein Dritter Jerry Lewis.

Die Welt der Humorvollen ist eine andere als die der Humorlosen. Auch wenn es banal klingt: Es ist wahr. Wer Humor nicht verstehen kann oder will, der wird sich eher verhöhnt oder verspottet fühlen und automatisch zum Gegenschlag ausholen, Unterdrückung steigern, Rache üben, heimzahlen und bestrafen. Die Humorvollen hingegen sehen das Leben in seiner Fülle und nicht nur die dunkle, defizitäre Seite. Mit Humoristen lässt sich das Leben teilen, weil sie mitlachen, selbst wenn sie auf den Arm genommen werden, weil ihr Humor versöhnlich ist. Humorvolle Menschen sind eher schöpferisch, verspielt, lebensfroh, lebendig, enthusiastisch, weil sie Glückssucher und Komplizen sind, die sich auch in bitterer Not damit befassen, wie man Auswege oder Lücken findet und aus

Miseren und Verblendung herauskommt, sodass „es wieder flutscht", wie ein Student meinte. Humorvolle Menschen verbreiten die gute Botschaft: Rettung gibt es überall! Selbst im tiefsten Schlamassel gibt es noch Hoffnung oder Schlupflöcher. Und wer hofft, ist nicht ausgeliefert. Solche Menschen müssen auch nicht alles im Griff haben wie der Pädagoge, der erkannte: „Die Schüler machen ja doch, was sie wollen. Ich habe aufgehört, zu kämpfen, und wundere mich, dass ich noch lebe oder dass ich jetzt überhaupt erst lebe." Er würde auch nie jemanden so erziehen, wie er selbst erzogen worden sei, denn einer von seiner Sorte sei schließlich genug, meinte er spitzbübisch. Humor macht rigide Haltungen flüssig, sodass Körper, Geist und Seele miteinander fließen und der erstarrten Ernsthaftigkeit Lösungen eröffnen – so wie Wasser, das man über Brausepulver gießt und das zum prickelnden Genuss wird.

„Mich fröhlich durchwursteln!", so die Devise meines Kollegen, dessen Einstellung ist: „Lieber lachen, statt authentisch mies drauf sein." Er muss auch nicht unbedingt recht haben, weil er von sich selbst weder zu viel noch von anderen zu wenig hält. Seine Devise lautet: Menschlich sein und aus jeder Situation das Beste machen! Er hat zwar Meinungen, aber er ist nicht dogmatisch oder Gefangener seiner Überzeugungen, weil er auf Augenhöhe kommuniziert und statt Machtspielen lieber springt und guter Dinge ist. Auch wenn die Lage ernst ist, kann er über sich selbst lachen: „Ich habe so viel Schlaf nachzuholen, dass es mir vor lauter Entzug egal ist, ob ich noch mal aufwache." Immerhin hat sogar der strenge Herr Kant von den drei Himmelsgaben gesprochen: die Hoffnung, der Schlaf und das Lachen!

Humor geht Hand in Hand mit der Gabe der Einfühlung. Damit meine ich die Fähigkeit, sich treffsicher in die Gedanken- und Gefühlswelt anderer hineinzuversetzen, ihre Empfindungen, Gefühle zu erfassen, wahrzunehmen und zu verstehen. Dazu gehören ein gutes Timing und Matching, ein Gespür für den Aggregatzustand von Kontakt, Begegnung, Beziehung und ein sensibler Umgang mit der Regulation von Nähe und Distanz, um Verhalten besser vorherzusagen und sich gezielt darauf einzustellen.

Der Humor lebt von der Einstellung, einander nahezukommen, ohne einander zu nahe zu treten. Es ist ähnlich wie in der Musik: Man kann notengetreu lauter richtige Töne spielen und seine Extremitäten virtuos einsetzen – oder man schwingt und schwebt zusammen, ist bei sich und gleichzeitig beim anderen. Man vertraut sich einander an, öffnet sich, ohne sich preiszugeben oder anzustrengen. Diese Art des humorvollen Umgangs zeigt sich besonders, wenn Schwieriges auftaucht, weil dort mitunter die Grenzen unüberschaubar und schwammig werden. Manchmal bleibt nur das Credo: „No risk, no fun!" Oder wie ein Klient von mir in einer widersprüchlichen Situation sagte: „Ach, Gott hat sicher schon Ärgeres als meinen Schlamassel erleben müssen."

Dazu noch ein Beispiel aus meinem eigenen Erleben. Im Nachgespräch zu einer Sitzung zitiere ich Karl Valentin: „Heute mach' ich mir eine Freud', ich besuche mich selbst. Mal seh'n, ob ich zu Hause bin", worauf eine Kollegin meinte: „Wie kann man Therapeutin sein, wenn man so unsicher ist?" Humor ist in der Tat mit Unsicherheit behaftet, weil man nie genau weiß, wo die Grenzen des anderen liegen, ob man übers Ziel hinausschießt oder gar in ein Fettnäpfchen tritt. Bei Menschen weiß man nie so recht. Oft tun wir selbst etwas, das uns nicht bekommt. Man braucht persönliche Stärke, um auch gegenüber sich selbst gnädig zu sein, Missklänge auszuhalten und daraus etwas Gutes oder Versöhnliches zu basteln. Einfühlsam zu sein heißt nicht, dass man immer wissen kann, was angebracht und hilfreich ist. Es heißt nur, genügend Mut zu haben, um an der eigenen Unsicherheit nicht zu verzweifeln.

5. Einander lachend verstehen

Jeder Mensch bleibt gegenüber dem anderen ein Geheimnis. Um dieses Dazwischen zu überbrücken, hat Gott den Humor erfunden, ließe sich vermuten, denn etwas Besseres als Vermutungen haben wir nicht. Tatsache ist: Wir lachen vor allem mit anderen und wir lachen anders mit ihnen, als wenn wir allein sind.

Lachen braucht Resonanz. Es gibt eine Untersuchung aus den USA (Provine 2022), die belegt, dass Kinder mit anderen Kindern zusammen acht Mal so viel lachen, als wenn sie allein sind.[14] Lachen ist ansteckend. Dabei geht es nicht in erster Linie um den Inhalt eines Witzes oder Scherzes, sondern um die soziale Interaktion und die wechselseitige Ansteckung. Man kann dazu einen Selbstversuch machen: Schauen Sie sich eine Comedyserie allein an. Wahrscheinlich wird die Anzahl der Lacher bei diesem einsamen Vergnügen überschaubar sein oder es wird womöglich nur zu einem Grinsen reichen. Nicht, weil die Gags schlecht sind, sondern weil die ansteckende Kommunikation mit den Mitlachern fehlt, die uns zu hemmungslosem Gelächter mitreißen.

Es gibt den schönen amerikanischen Satz: „he/she makes me laugh." Den anderen zum Lachen zu bringen, ist in der Tat ein bewundernswertes Talent. Tatsächlich lachen wir am häufigsten, wenn wir mit jemandem zusammen sind, den wir sehr mögen, und zwar, um unsere Zuneigung auszudrücken. Es ist nicht in erster Linie unser Gegenüber, das uns zum Lachen bringt, sondern es verrät eher, welche Gefühle wir ihm entgegenbringen. Beobachten Sie sich selbst: Mit wem lachen Sie besonders häufig?

Wer über Humor verfügt, ist im Vorteil in Sachen Freundschaft und Partnerschaft. Jeder Mensch hat Humor – wenn auch nicht den gleichen. Manchmal ist er allerdings verschüttet und unter Sedimentschichten negativer Erfahrungen begraben. Wem es aber gelingt, sich trotz allem nicht verbittert zu verschließen, sondern das Leben als Prozess zu sehen, an dem man durchlässig und sensibel dranbleibt, besitzt ein unbezahlbares Lebenskapital. Man ist reich im Gegensatz zu denen, die Geld haben. Weil man die Macht hat, sich gegen Negatives zu schützen und zu bewahren. Hinzu kommt: Humor ist unerschöpflich im Gegensatz zum Ernst, der erschöpft. Insofern hat er metaphysische Qualitäten, weil er eben unendlich ist. Allerdings könnte man das Gleiche auch über die Dummheit sagen. Nur hat sie andere Folgen.

Gemeinsames Lachen schafft unmittelbare Gemeinsamkeit. Man teilt eine Wirklichkeit, das heißt, man hat Verständnis sowie gleiche Werte und Anschauungen. Ich vergleiche es mit dem gemeinsamen Musizieren. Was gibt es Schöneres, als aus einem Atem zu spielen, sich ohne Worte fast telepathisch zu verständigen? Das führt in sanften Flow. Dieser fühlt sich an wie ein Teppich, mit dem man fliegen kann, weil man eine Sprache spricht und zusammen schwingt. Er ereignet sich, weil etwas in uns freigesetzt wird, was mit Freude, Lust, Leichtigkeit einhergeht. Selbst wenn man nicht richtig spielt, fallen die falschen Töne weicher, weil das Lachen sogar die Zeigefingerheber und Rechthaber entmachtet. Man steht zusammen im Regen und amüsiert sich darüber, dass jeder sein eigenes Pläsierchen hat. Humor schafft aber auch Zusammenwirken unter Menschen, die im Hinblick auf ihre Herkunft, ihren Glauben und ihre ideologische oder politische Orientierung unterschiedlich sind. Im gemeinsamen Lachen überschreitet man trennende Grenzen.

„Aber wann weiß ich, ob ich mit dem Richtigen zusammen bin?“, fragt mich eine junge Frau. „Das spürt eine Frau“ – um mit Loriot zu sprechen. Wenn wir über das Gleiche lachen, bestätigen wir einander: Ich verstehe dich, ich erkenne dich, ich spüre dich. Man versteht sich auf einer vorsprachlichen Ebene ohne Worte, weil man die gleiche Fähigkeit hat, Komisches, Witziges, Absurdes zu erkennen. Das ist die Sprache der Geschwisterlichkeit. Man lernt, wer man ist, indem man lachend zeigt, wer man ist. Der Humor umtanzt die Gemeinsamkeit, deswegen kommt er mit der gewöhnlichen Sprache nicht aus. Manchmal kann unser Lachen viel mehr, als unser Herz vermag. Mitunter schleift es unser belastetes Herz hinter sich her, bis man wieder sagen kann: „Ich fühle mich leicht wie Zuckerwatte."

Doch selbst wenn zwei Menschen Kultur, Werte und Sprache teilen, lacht nicht jede Person über das Gleiche. Auf meine Frage: „Wo hört bei euch der Humor auf?" bekomme ich bei Paaren häufig die interessante und lakonische Antwort: „Beim Geld." Warum? Eine Ehefrau formulierte es so: „Geld ist besser als Gesundheit. Schließlich kann man sich keine Brötchen kaufen, weil man eine gesunde Sonnenbräune hat oder sich nie eine Grippe fängt."

Es gibt wenig, was Menschen so sehr voneinander trennt wie unterschiedlich empfundene Lachanlässe. Man fühlt sich so merkwürdig leer, unverstanden oder gar einsam, wenn man allein lacht. Nicht mitzulachen, ist schlimm. Wie allein im Regen stehen gelassen worden zu sein. Wie reagiert man, wenn der Nächste nicht über dasselbe lacht? Es bleibt die Frage: Genügt dem anderen eine bloße Zwerchfellreaktion, ein höfliches Lächeln, oder braucht es mehr? Die Erfüllung solcher Erwartungen, ständig im Einklang zu sein, lässt sich allenfalls in einer Schönwetterbeziehung umsetzen. Was sich auf die Dauer eher realisieren lässt, wäre ein respektvoller Umgang mit Differenzen oder gar ein schmunzelnder Umgang mit ihnen. Nach dem Motto Wilhelm Buschs: „Ich weiß Bescheid, du weißt Bescheid. Uns beiden macht es dennoch

Vergnügen." Ein aufgeschnappter Dialog hierzu. Sie: „Warum lachst du denn nicht?" Er: „Wieso, ich hab doch gestern schon gelacht!"

Lachen in Beziehungen

Die kürzeste Liebesgeschichte fand ich in der New York Times vom 2.9.23: „Now that we're married, what's your name?" –„Jetzt da wir verheiratet sind, wie heißt du eigentlich?" Die meisten Paarwilligen wünschen sich einen Partner mit Humor. Zumindest steht das so in den Kontaktanzeigen. Neben dem Wunsch nach Schlanksein scheint der Humor eine exponierte Rolle zu spielen, weil er auf eine innere Verbundenheit hinweist. Natürlich hat fast jeder irgendeinen Humor, aber spätestens beim ersten Date, wenn man einander nach ein paar Sätzen mental überdrüssig wird, offenbart sich, dass man jemanden gesucht hat, der nicht irgendeinen, sondern einen möglichst ähnlichen Humor hat. Man könnte es verblüffend simpel sagen: Zueinander passt, wer über das Gleiche lacht.

Teil eines Paares zu sein, ist zwar schön, aber man darf nicht verschweigen, dass Liebende einander auch die Hölle bereiten, zumindest verdoppelt sich die Gelegenheit zu leiden, wenn man zu zweit ist. Warum ist es bei uns Menschen so schwierig? Schafe oder Ameisen leben doch auch einfach zusammen. Einen schönen Satz verdanke ich Friedrich Nietzsche, der selbst nicht viel Glück in der Liebe hatte: „Nicht der Mangel an Liebe, sondern der Mangel an Freundschaft macht unglückliche Ehen."

Für manche reicht die eheliche Praxis: „Jemanden finden, den man für sehr lange Zeit ärgern kann." Da mag etwas dran sein, denn Liebesgefühle verhalten sich nicht proportional zur

Intelligenz und weichen mit der Zeit dem Nahkampf widerspenstiger Alltagsnähe. Suchen wir womöglich unsere Partner wegen dieser spezifischen Ärgernisse? Nach Jahren kann das allzu eingespurte gemeinsame Leben danach schreien, Raum für Ausflüge ins Überraschende, Unvorhersehbare zu schaffen. Eben noch verstrickt in verbissenes Tauziehen im Wahn des Rechthabens verfällt man plötzlich in fröhliches Lachen angesichts der Verbissenheit und der Aussichtslosigkeit der Situation. Diese überraschende Übereinstimmung schafft Daseinsintensität, auch wenn es nur ein Moment ist, der sich vom Rest des Tages abhebt. Die Kompassnadel dreht sich in Richtung Gelassenheit, weil der Humor die Grenzen der Perfektionierbarkeit der Partnerschaft mit ihren überzogenen Anforderungen relativiert und erträglich macht.

Für Liebende ist der oder die Geliebte immer die oder der Schönste, die oder den es unter dem Himmel gibt. Auch wenn das für die Außenstehenden nicht immer nachvollziehbar ist. Schönheit liegt eben im Auge des Betrachters. Und manche Betrachter haben eben schwache Augen.

Besonders im Kampf um Alltagsnähe, die sich nicht den Idealvorstellungen angleichen will, entwickelt der Humor sein größtes Potenzial, weil er deeskalierend, entkrampfend, kritikmildernd und denkfördernd wirkt. Wenn beide Partner ihren Humor wiederfinden und die gemeinsamen Probleme nicht so verbissen angehen, wachsen sie über sich selbst hinaus und stehen über den enttäuschten Erwartungen, der Selbstgerechtigkeit und der Kleinlichkeit. Sie sagt zu ihm: „Du bist ein vollkommener Idiot." Er: „Niemand ist vollkommen." Wenn man gemeinsam lacht, kann man sich nicht hassen. Diese Einsicht ist ein innerer Schritt hin zur Freiheit.

Um zu lachen, braucht es nicht einmal einen Witz. Manche Paarsituationen sind schon an sich derart komisch oder grotesk, dass man einfach losprusten muss. Ein Ehepaar unterhält sich über die Ehe, die nach so langen Jahren immer noch überschaubar gut läuft. Ihr Fazit: „Wir unternehmen zwar nichts mehr miteinander, aber wir haben ein gutes Gefühl zusammen.“ Ein anderes Paar meinte auf die Frage, was ihre Ehe zusammenhält: „Wir waren einfach zu müde, um uns scheiden zu lassen.“ Oder „Wir wollen uns nicht scheiden lassen, weil wir uns noch nicht gefunden haben.“ Solche Aussagen dokumentieren Situationskomik. Man wurstelt sich munter durch und reagiert auf Negatives oder Peinliches gelassen und amüsiert. Jedenfalls steigert Humor sogar das Erinnerungsvermögen bei Paaren, weil humorvolle Situationen besser gespeichert und erinnert werden als Streit und Disharmonie.

Bis heute erinnere ich das selbstironische Zitat meines Trompete spielenden Mannes: „Ich habe richtig hineingeblasen, aber es kam irgendwie falsch raus.“ „Dann mache es doch wie beim Schreiben, ich lasse einfach die falschen Wörter weg“, riet ich ihm. Es ist bezeichnend, was und wie man etwas mitteilt. Es offenbart kommunikative Stärke, wenn man andere erheitern, anstecken oder motivieren kann. Und es macht einen wesentlichen Unterschied, ob man verbinden oder ausgrenzen, verletzen oder hilfreich sein will. Bei aller Leichtigkeit: Wir können nie ausschließen, dass wir uns mit unserem Humor auch lächerlich machen. Es gibt kaum einen, der sich nicht hin und wieder beim Erzählen eines Witzes irgendwie verheddert, weil das Gehirn strauchelt und dann niemand lacht. Tatsächlich ist der Grat zwischen Humor und Absturz ein schmaler. Daher auch die Angst, sich mit seinem Humor zu blamieren und lächerlich zu machen, sodass sich der Spott gegen einen selbst richtet. Vielleicht sollte man sich nicht scheuen, sich auch einmal lächerlich zu machen, denn das krampfhafte Vermeiden wirkt oft noch lächerlicher. Selbstironie und die Bereitschaft, über sich selbst zu lachen, finden immer Mitlacher. So halbiert man die Pein, weil man sich nicht so über wichtig nimmt. Darum halte ich den Rat Karl Valentins für wichtig, der die Höhen und Tiefen gelassener durchschreiten lässt. Er sagte, man solle „das Leben nicht so tragisch nehmen, wie es ist".

Jenes Paar, das sich monatlich eine Woche der Freundlichkeit und der Selbstironie verordnet hat, ist auf einem guten Weg, ihre Konflikte zu lösen. Wenn sie sich gegenseitig vom hohen Ross herunterholen wollen, fragen sie: „Wozu weitersprechen, wenn wir auch singen können?" Ihre Arien führen regelmäßig dazu, dass sie sich über ihre eigenen Schwächen lustig machen und nicht über die von anderen. Humor ist die Kunst, einander vom hohen Ross herunterzuholen und sich nicht jedem Quatsch auszuliefern. Sind Macken nicht eleganter, wenn sie Anlass zum Singen bieten? Wir werden größer, wenn wir über den Dingen stehen und verrückt sein können, ohne verrückt zu werden.

Humor und Respekt

„Warum behandelst du mich so kalt und abweisend – wir sind doch nicht verheiratet!" So der verzweifelte Ausruf einer Frau, die seit Jahren mit einem Mann in einer Beziehung ist. Wenn die Zuneigung bedroht ist und in Zeiten, da Liebende es schwer miteinander haben, ist der Humor oft klüger als die Augenblickslaune und die impulsive Unmittelbarkeit. Man spricht zwar vom „Hafen der Ehe", aber gerade im Hafen kann es wegen der unmittelbaren Nähe zu gefährlichen Stürmen kommen. Schwierig wird es vor allem, wenn man in kargen oder stürmischen Zeiten nicht mehr hat als die eigene unkontrollierbare Impulsivität, weil man nicht an Gesprächsformen gebastelt hat, die die Pendelbewegungen zwischen

Nähe und Distanz in Richtung Versöhnung retten. Wir sind mehr als nur der Augenblick. Wer liebt, möchte an die Ewigkeit glauben, will den Liebesfaden immer weiterspinnen, wenn da nicht die Gefahr wäre, dass der Faden dünner wird oder reißen könnte. Ein geglückter Streit, bei dem beide um die Wahrheit kämpfen, ohne sie besitzen zu wollen, braucht den Humor, weil er die Frage, wer recht hat, überflüssig macht. Dann kann es auch geschehen, dass man einander mitten im verbissenen Streit plötzlich in die Arme fällt und herzhaft lacht ob der Absurdität der Situation. Ist doch erfrischend? Der Humor stiftet Verbundenheit über alle Differenzen hinweg. Er kennt nicht nur das Heute, das Gestern, er kennt auch die Hoffnung auf das Morgen. Der Humor holt ans Tageslicht, wie wir uns mit Realitäts- und Vernunftzwängen einengen, und öffnet unsere Korsette und Rüstungen. Er macht uns empfänglich und gleichzeitig wieder weich und geschmeidig. Humphrey Bogart, der Schauspieler und nicht Paartherapeut war, gab eine bemerkenswerte Einsicht von sich: „Kein kluger Mann widerspricht seiner Frau. Er wartet, bis sie es selbst tut.“ Also nicht konfrontieren, sondern abwarten und schmunzeln, bis sie von selbst zur Vernunft kommt.

Darf man sich, so wie man nun mal ist, einem anderen überhaupt lebenslänglich zumuten? Vielleicht hatte Shakespeare recht, wenn er meinte, die Liebe mache blind. Aber vielleicht meinte er die Verliebtheit, denn was sonst außer der Liebe wäre in der Lage, das zu sehen, was der andere in seiner Einmaligkeit ist? Dennoch behaupte ich: Die Liebe macht sehend, weil sie den anderen mit dem Blick der Seele betrachtet. Weil sie sieht, was der andere noch nicht ist, aber werden könnte. Die Liebe erkennt den anderen durch alle Schichten des Alltags, der Gewohnheit, des Erwartungsdrucks hindurch, weil sie sehend ist.

Früher hielten die Ehen länger, weil es nicht anders ging.

Oder hat man einfach mehr ausgehalten? Heute weiß man: Eheliches Glück ist wechselhaft. Wenn man mit dem Partner nicht mehr glücklich ist, dann wenigstens glücklich geschieden. Mit den Jahren, so heißt es in vielen Ratgebern, sei die Ehe hauptsächlich gefährdet durch die nachlassende sinnliche Anziehung, die abnehmende körperliche Attraktivität und die zunehmende Gewöhnung aneinander. Eine Journalistin kommentierte es folgendermaßen: „Soll ich mich in Seidenstrümpfe, High Heels oder in heiße Dessous zwängen? Mein Mann würde ohnehin nur sagen: ‚Zieh dir was Warmes an!' oder ‚Ich bin hundemüde. Wann gibt's endlich Abendessen?'"

Wichtiger als eheliches Begehren oder das richtige Outfit scheint mir der wechselseitige Respekt zu sein. Gerade weil man sich so nahesteht, braucht es Grenzen, um offen zu bleiben für das Rätsel, das man füreinander ist und bleibt. Wer Respekt kennt, wird nicht die Post, das Handy oder das Tagebuch des anderen lesen oder in die Freundschaften des anderen eindringen. Er wird respektieren, dass der andere sein Geheimnis hat und sich nicht in schonungsloser Transparenz offenbaren muss.

Ist es wirklich zum Fürchten, wenn man mit den Jahren freundschaftlicher, inniger wird? Muss man denn konform gehen mit diesem Klischee, dass ein Paar unendlich Lust sucht? Vielleicht sollte man das, was eine Ehe letztlich bedeutet, einmal von einer höheren Warte aus betrachten. Von unseren Eltern werden wir ins Leben begleitet, und von den Partnern, die wir uns selbst aussuchen, werden wir bis zum Tod begleitet, weil wir nicht allein sein wollen. Ich verkürze bewusst ein wenig, weil ich deutlich machen möchte, dass all diese ehelichen Nahkämpfe auch damit zusammenhängen, dass man den Gedanken an die Endlichkeit möglichst verdrängt.

Eheliche Intimität, die diese Perspektive der Endlichkeit

miteinbezieht, zeichnet sich durch Vertrautheit und Zärtlichkeit aus und nicht durch Sportsgeist. „Ehe ist nichts anderes als ein sehr langes Gespräch", so schreibt Friedrich Nietzsche. Dass die Liebeslandschaft sich in einer Partnerschaft in Richtung Innigkeit und Freundschaft entwickelt, verdient weder Häme, Spott noch Mitleid. Allenfalls milde Melancholie beim Schwelgen in Erinnerungen anfänglicher Liebesstürme. Selbst in der größten Vertrautheit bleibt immer noch ein Stück Fremdheit, die fasziniert und für Spannung sorgt. Man liebt ja, wenn man länger zusammen ist, irgendwann einen anderen als den, den man zu lieben begann. Dass solch eine Bindung auch ein Kunstwerk sein kann, darüber hört und liest man wenig. Vielleicht, weil es so unspektakulär daherkommt, weil es im Stillen geschieht, am Küchentisch, beim Spaziergang oder in der Badewanne. Der sonst so witzige Joachim Ringelnatz schrieb: „Was lange währt, ist leise." So empfinde ich Eheglück, das aus Liebe leise in die vertraute Innigkeit wächst.

Mit Humor kann man zusammen alt werden, weil diese Spielart der Erotik nichts beweisen oder erzwingen will. Sie ist liebenswürdig, weil sie ermöglicht, trotz Verlusten, Versagen, Niederlagen, Gebrechen leichten Sinnes zu bleiben. Sie ist eigen, weil sie sich weder dem Klischee kosmischer Harmonie verschreibt noch irgendeinem verordneten lustvollen Treiben. Und sie hütet das Liebesgeheimnis, zu dem auch gehört, dass man mitunter gemeinsam im Regen steht.

Mein Mann und ich haben einmal in einem spanischen Dorf in unserer Lieblingskneipe gemeinsam meinen Geburtstag vergessen. Wir waren ohnehin im Glück, aber so viel gelacht hätten wir sicher nicht, wenn wir nicht unsere gemeinsame Vergesslichkeit zu feiern gehabt hätten. Und sogar eine interessante Erkenntnis gewannen: Situationskomik entsteht, wenn man es ernst miteinander meint.

Sich gnädig sein

Es war mir wieder einmal nicht gelungen, während eines langatmigen Telefongesprächs wach zu bleiben. Warum nicht gegenüber mir selbst ein Auge zudrücken? Also dachte ich: Macht nichts, einschlafen ist auch eine Sprache, nur ohne zu sprechen. Schlafen kann durchaus ein Kommentar oder gar eine Kritik sein. Was mir auffällt, ist die heute schon fast zur Attitüde gewordene Gnadenlosigkeit gegenüber sich selbst. Was ist aus der liebenswerten Religionsidee von der Gnade geworden, die uns Gott als den nahebringt, der vergibt, statt zu bestrafen? Selbst unsere Gene haben uns ein Humorelixier der Selbstrelativierung zur Verfügung gestellt, das sich von kindlicher Altklugheit und selbstüberschätzender Gewissheit unterscheidet. Ich spreche von Einsichten statt fixer Ideen über uns selbst, die wir als wandelbar und nicht als Unterwerfung unter eine letzte Wahrheit oder oberste Instanz anerkennen. Statt sich selbst schönzureden oder in Pessimismus gegenüber der eigenen Person zu verfallen, plädiere ich für ein munteres Durchwursteln, dessen Grundlage nicht Beliebigkeit, sondern Bescheidenheit ist.

Ich denke dabei an die Menschen, die alles sofort erledigen, und die, die alles aufschieben. Der eine will seine Arbeit sofort vom Tisch haben, der andere will sie vor sich auftürmen. Beides sind Methoden, der Welt zu begegnen. Aber da sie die Menschen deutlicher als jede Religion in zwei Lager trennt, bleibt eigentlich nur der Humor, der uns wieder vereint. Ich zitiere meine Freundin, die ihrem kapriziösen Gedächtnis so herzerfrischend verzeiht: „Eigentlich ist mein Gedächtnis sehr gut, nur ist es halt etwas kurz geraten." Wann immer wir über unsere Unzulänglichkeiten lachen können, werden wir ohnehin merken, dass auch die anderen nur unzureichend gewappnet sind für die Zumutungen des Alltags. Der beherzte Lachanfall reißt uns aus unserer egozentrischen Selbstbevorzugung, dem Selbstmitleid, und ersetzt sie durch ein Einsehen, dass auch andere Begründungen und andere Sorgen um sich und die Welt möglich sind. Als Erwachsene haben wir den Humor, der gleichsam als gezähmte Form des aggressiven Schlagens und Auslachens heilsamen Wert hat, weil er uns zur Selbstbegrenzung verhilft. Wir begegnen uns dabei so unmittelbar, weil der Humor all das, was an Widersprüchlichem, Unverständlichem, Fremdem in uns ist, wie in einen vorgewärmten Behälter aufnimmt und in ein Lächeln verwandelt.

Unsere Sprache bringt es auf den Punkt: „sich totlachen", „vor Lachen platzen", „sich kaputtlachen", „sich ausschütten vor Lachen", „sich kugeln vor Lachen", „brüllen vor Lachen", „sich schlapplachen", „sich dumm und dämlich lachen", „sich schieflachen", „aus vollem Hals lachen", „Tränen lachen", „sich kringelig oder scheckig lachen". Lachen reicht tiefer als jede Respektlosigkeit, da lösen sich sogar mitunter solide, gesittete Schließmuskeln, daher der Ausdruck: „sich vor Lachen in die Hose machen".

Gemeinsamer Nenner dieser Redewendungen ist die Betonung des Ausatmens, das so erleichternd wirkt, weil es die Spannung und den Druck wegatmet und dadurch befreit. So leicht lässt sich unser Ego vom Thron werfen: Man lacht es einfach weg. Paradoxerweise sind wir gerade dann mit uns selbst ganz eng verbunden. Denn die egozentrische Sicht trennt uns von der Welt und entfremdet uns von uns selbst. Letztlich sind wir uns gegenüber betriebsblind, wenn wir in unserem kleinen Ich verhaftet bleiben.

Was spricht dagegen, sich über sich selbst zu amüsieren, zumal wir doch ständig mit uns auskommen müssen? Über sich selbst zu lachen, ist die radikale Form der Unbefangenheit und der Freiheit – und der Gnade uns gegenüber. Wäre es nicht tröstlich, darüber zu lachen, dass wir den Verlockungen der Faulheit, der Bequemlichkeit, der Langeweile oder der Feigheit nicht widerstehen können? Auch wenn man viel ruht und noch mehr fernsieht, kann man sich zwar nicht gerade bewundern, aber dennoch liebhaben. Es muss ja kein schallendes Lachen sein, aber ein Auge gegenüber sich selbst zudrücken, über sich zu schmunzeln oder ein lässiges Schulterzucken tun es auch. Man distanziert sich von sich selbst, weil man es sich leisten kann, seinen Stärken zu vertrauen – und gleichzeitig um deren Anfechtbarkeit weiß. Sich bewusst zuzugestehen, dass es keinen sicheren Stand gibt, dass unser Wissen vorläufig ist und die eigenen Schwächen kein Unglück sind, gibt dem Ernst seinen wahren Ort. Auch unser Ernst ist nicht allzu ernst zu nehmen.

Das Lob unserer Schwächen soll nicht als Freibrief zu grenzenloser Freiheit verstanden werden, denn tatsächlich sind diese nicht gerade gemütliche Freunde, sondern mitunter auch uncharmante, knurrige und wortkarge, die ihr Wissen nicht generös herausrücken. Aber wenn man ein freundschaftliches, schelmisches Verhältnis zu ihnen hat, kann man an den eigenen Unvollkommenheiten basteln. So lange, bis unsere Fehlerteufel über uns lachen.

6. Lachen – Sprache ohne Worte

Wir lachen alle, aber jeder lacht anders. Dasselbe könnte man über das Irren sagen. Das Irren ist der Fingerabdruck unseres Verstandes, das Lachen ist der klangliche Fingerabdruck unserer Persönlichkeit. Keiner hat genau das gleiche Lachen wie jemand anderes auf der Welt. Jeder hat seinen eigenen unverwechselbaren Lachklang, seine Lachmelodie, seinen Lachrhythmus, durch den er identifizierbar ist. Im Lachen offenbart sich die emotionale Lebendigkeit eines Menschen in seiner ursprünglichen Art und Weise. Es gibt so viele Lachklänge wie Menschen. Die Vielfalt ist enorm: herzerwärmend, offen, befreiend, zärtlich, laut, wiehernd, albern, dreckig, grölend, höhnisch, zynisch, schallend, schrill, nasal, dröhnend, polternd. Unser persönlicher Lachausdruck und unsere Lachfärbung spielen nicht nur dabei eine große Rolle, wie wir von anderen wahrgenommen werden, welches Alter oder Geschlecht wir haben oder aus welcher Region wir stammen, sondern sie lassen auch Rückschlüsse auf unsere Stimmung zu. Wie hoch oder tief wir lachen, hängt nicht nur von der Größe des Kehlkopfs und den Stimmlippen ab, sondern auch von unserer Körperspannung. Je angespannter wir sind, desto höher lachen wir. Je ärgerlicher, desto enger und aggressiver ist der Sound, je trauriger wir sind, desto dunkler und gedeckter klingt es.

Unser Lachen teilt oft mehr über uns mit, als es die Körpersprache vermag. Tatsächlich haben Studien gezeigt, dass Menschen mit tieferen Stimmen eher als souverän, verlässlich und kompetent gelten, während hohe Stimmen eher als anstrengend oder instabil empfunden werden. Vermutlich schließen wir unbewusst aus der Tonlage auf den Charakter oder mentalen Zustand des anderen. Schließlich ist nicht zu unterschätzen, dass sich Sympathie oder Antipathie mehr, als uns bewusst ist, anhand der Stimme unseres Gegenübers entwickeln. Fazit: Je wärmer und herzlicher das Lachen – vor allem das Lachen mit geöffnetem Mund –, desto ansteckender und anziehender der Lachende.

„Je höher der geistige Entwicklungsgrad eines Geschöpfes, umso lauter sein Lachen", las ich in der „Welt" in einem Artikel von Jörg Zittlau.[15] Mag sein, dass lautes, prustendes Lachen den Körper trainiert, aber dass Lautstärke ein Zeichen intellektueller Stärke ist, bezweifle ich. Allenfalls demonstriert sie akustische Dominanz. Warum muss man immer fortissimo lachen und kann niemals still erfreut sein? Die Kunst des angenehmen Glucksens, Kicherns oder Schmunzelns darf doch nicht nur Altenheimen vorbehalten sein. Ich gebe zu, ich bin weder eine Freundin der Gähner noch der Brüllaffen. Ich sehe eher einen anderen Zusammenhang bei diesen nebelhornartigen Lachern: dass sie nämlich schlecht zuhören können, weil sie die anderen übertönen.

Was rettet? Ein Lachen, das aus einem warmen, vollen Herzen kommt, weil es die schönste Art ist, der Welt die Zähne zu zeigen, ohne zuzubeißen.

Dunkles Lachen

Ich schnappe ein Pausengespräch unter Gymnasiasten auf. Sie sprechen über eine Mitschülerin: „Die hat diesen doofen Waldorfschulenblick, und das Müsli kommt ihr schon zu den Ohren raus. Die hat doch noch nie einen Freund gehabt und tut so, als wäre sie total cool." Im Gegensatz zum versöhnlichen, spielerischen, hellen Lachen vernehme ich hier ein spöttisches, verletzendes Lachen, das die dunklen Facetten des Humors zum Tragen bringt. Im Kleinen erlebt man Ähnliches, wenn sich die Vorstellungen, was Humor ist, deutlich unterscheiden, wenn die Pointen nicht verstanden oder als Provokation empfunden und abgewehrt werden. In einer fremden Umgebung ist oft gerade der spielerische Humor ein bedrohliches, mitunter sogar als Verletzung empfundenes Spiel, das einem die mangelnde Zugehörigkeit schmerzhaft bewusst macht.

Lachen hat mit sozialer Zugehörigkeit und Ausgleich zu tun, indem man Schwächen und Peinlichkeiten durch Lachen nivelliert. Das dunkle Lachen nutzt gerade diese beiden Aspekte, um Menschen auszugrenzen, zu verletzen und der Lächerlichkeit preiszugeben. Wer jemanden lächerlich macht, kann ihm schaden, ihn kränken oder sogar ruinieren. Aufschlussreich in diesem Zusammenhang ist die Aussage von Aristoteles, der Lachen mit Hässlichkeit und Erniedrigung assoziierte, oder Ciceros, der dem Lachen immer auch Gemeinheit unterstellte. Lachen hat demnach zwei Gesichter: ein dem Menschen zugewandtes und ein ausgrenzendes, ablehnendes Gesicht. Lachen kann zynisch, bösartig oder sarkastisch sein und ist es leider oft gerade bei denjenigen, die die Vernunft hochhalten. Lachen kann beschämen, demütigen, bloßstellen, verachten, bestrafen und Rache nehmen. Auch dies sind Formen des Ausgleichs, nur eben über Feindseligkeiten, in denen sich chronifizierte Probleme, Ressentiments, Schadenfreude oder Altlasten austoben.

Der dunkle Humor ist eher schmallippig und oft verletzend, denn er hat seine rhetorischen Klingen geschärft, um gezielt Stiche, Schnitte und Verwundungen auszuteilen. Er liebt die Distanz, nicht um Lust und List zu genießen, sondern als entwertende Waffe eines Schuftes, der das, was er für die Wahrheit hält, wie einen Knüppel auf dem Rücken der anderen tanzen lässt. Jedenfalls halte ich Menschen, die glauben, die Wahrheit gepachtet zu haben, keinesfalls für privilegiert. Sie wissen zwar vieles besser, aber sie tun es nicht besser, wenn sie es überhaupt in Tun umsetzen. Wer Wahrheiten dogmatisch proklamiert, ist irrtumsanfällig. Davor fürchtet man sich. Denn ist es kein Grund, sich zu fürchten, wenn ein Theaterkritiker meint: „Witwen von Künstlern sollte man verbrennen"? Wer nicht souverän genug ist, andere Meinungen und Lebensentwürfe zu diskutieren, der will sie eben ausradieren und vernichten, ob er das lachend oder weltverbessernd tut. Auch beim Bösen kann man loslachen, aber eben auf bittere Art.

Das Auslachen als Strategie gegen andere erlöst uns nicht, aber man würde viel Energie gewinnen, wenn man sich von ihr erlösen würde. Im Gegensatz zum versöhnlichen Lachen, das liebevoll spöttisch einlädt, vertreibt das rohe Auslachen das bereichernde, differenzierende Wahrnehmen des Denkens. Im dunklen Humor versteckt sich ein Problem, ein Defizit, ein Konflikt oder ein Unheil.

Dunkler Humor ist kalt, reduziert Gemeinsamkeit, grenzt aus und macht einsam. Heller Humor stiftet Wärme und Nähe. Es mag ein Fortschritt sein, nicht mehr handgreiflich zu werden, aber Sprache kann genauso zum Schwert werden, selbst wenn sie subtil oder spitzfindig eingesetzt wird. Humor hat eben viele Gesichter, er kann auch dumm, einfältig, geschmacklos oder pietätlos daherkommen.

Besonders herausgefordert sind wir, wenn wir hintergangen oder hereingelegt werden und dann auch noch mit der beschämenden Frage: „Verstehst du denn keinen Spaß?" zusätzlich blamiert werden. Als müssten wir die Verletzung als Spaß wegstecken, um nicht als humorloser Depp dazustehen. Lachen, obwohl einem etwas angetan wurde? Das braucht schon eine gehörige Portion Humor. Wem das Lachen im Hals stecken bleibt, dem bleibt eigentlich nur, sich dumm zu stellen oder in Regungslosigkeit zu erstarren.

Häme und abwertendes Auslachen, vor allem gegenüber sogenannten Schwächeren, können zu Wegbereitern späterer Gewalt werden, was die Aktivitäten fanatischer und extremer Gruppierungen mehr als ausreichend belegen. Ich vergesse nie den Satz meines Lehrers: „Wenn jemand fällt, darf man nicht nachtreten."

Wer über andere lacht, drückt damit aus, dass er sich selbst für gescheiter oder überlegen hält. Wer sich mit sich selbst nicht auskennt, kann grausam werden. Daher zeugt dieses Sich-über-andere-Erheben häufig von Unsicherheit und Unfähigkeit, sowohl die eigenen als auch die Gefühle anderer zu erfassen und zu verstehen oder sich in sie hineinzuversetzen. Gemeinsam über andere zu lachen, schweißt zwar zusammen, aber man befindet sich auch vereint in einer Sackgasse, in der man der Selbsterkenntnis keinen Schritt näherkommt. Solange die anderen die Widersacher sind, ist man selbst letztlich Opfer seiner Sündenbockpflege. Lachen über andere verbündet zwar mit einigen wenigen, aber es trennt und distanziert auch von der Gemeinschaft. Außerdem ist es höflicher, wenn man über sich selbst lacht, statt über die anderen.

Humor ist eine Gabe. Man darf sie nicht nutzen, um zu verletzen. Es fällt mir nicht leicht, über die dunkle Seite des Lachens zu schreiben, weil dieser Aspekt des Humors immer auch mit Kälte, Aggression und Scham verbunden ist. Denn eines sollte der Humor niemals: absichtlich verletzen oder beschämen. Als komplexe, geistige Gabe trägt er den Anspruch in sich, nicht destruktiv zu sein. Darin liegt sein untergründiger therapeutischer Anspruch. Das gelingt nicht immer, was zeigt, wie schwer es Menschen mit der Forderung nach Nächstenliebe haben und wie oft das ins Gegenteil umschlägt. Wem ist es nicht schon passiert, dass er oder sie aus Ungeschicklichkeit Verletzendes gesagt oder im falschen Moment gelacht hat? Überlegen Sie einmal, wie viel von Ihrem

Lachen Schadenfreude oder Auslachen ausdrückt. Das muss nicht einmal Respektlosigkeit sein, sondern einfach ein Reflex eigener Unsicherheit, Hilflosigkeit oder Angst. Nichts ist komischer als die Missgeschicke der anderen. Wer ist schon frei davon, lieber über diese statt über die eigenen Unzulänglichkeiten zu lachen?

Dennoch sollten wir uns dieser Tatsache bewusst sein, dass es diese Neigung gibt, übereinander zu lachen, damit wir sie auch in uns selbst erkennen, wenn wir von ihr befallen werden. Vielleicht gelingt es uns dann, dieser dunklen Seite und überhaupt dem Ungeliebten, dem Fremden in anderen und in uns selbst mit Humor zu begegnen. Mein Wunschtraum wäre, dass wir unsere Mitmenschlichkeit daran bemessen, wie sehr wir in der Lage sind, an der Lebendigkeit, Komik und Kreativität anderer unsere Freude zu haben. Wie wäre es mit einem Lächeln, das uns daran erinnert, dass wir lieber aus Lust und List lachen?

Grenzen des Humors

Nach diesen Anregungen, dem Humor auf die Spur zu kommen, gönne ich Ihnen etwas Erholung vom Humor, damit Sie seiner nicht überdrüssig werden. Deswegen beschäftige ich mich nun mit seinem Gegenspieler: dem Ernst. Sowohl der Humor als auch der Ernst sind als Haltung Sache des Einzelnen im Sinn existenzieller Erfahrungsmöglichkeiten. Humor und Ernst sind zwar keine Rabatten, aber dennoch müssen sie gehegt und gepflegt werden. Man kann Wissen darüber vermitteln und ihnen den Boden bereiten, aber man kann sie weder verordnen, verlangen, erzwingen, verhindern noch verleugnen. Das Leben spielt sich generell zwischen diesen beiden Polen ab. Im Volksmund heißt es sogar, nur wirklich ernsthafte Menschen besäßen überhaupt Humor. Wir brauchen das Wechselspiel zwischen beiden. Nur wenn sich Humor und Ernst gleichberechtigt ergänzen und verbünden, findet Ausgleich statt und stellt sich Harmonie ein. Es gäbe weniger Kriege, Hass und Misstrauen, wenn diese beiden Pole im Gleichgewicht wären. Was bleibt? Dass wir einander Raum für Ernst und Humor gleichermaßen geben. Dass wir sie zulassen, ohne zu urteilen, mit ihnen leben und fühlen, was gerade angesagt ist.

In der Tat gibt es eine Grenze des Humors, die dort liegt, wo Menschen etwas Irreparables geschieht, wo es keine Genesung und keine Hilfe mehr gibt. Das muss nicht der Tod, es kann auch ein schweres Trauma, ein unwiederbringlicher Verlust oder ein unverwindlicher Schmerz sein. Von dem Philosophen Emmanuel Lévinas stammt die Einsicht, dass es Situationen gibt, in denen Menschen nicht mehr können können. Für mich liegt die Grenze des Humors dort, wo es keinen Trost gibt, wo die menschlichen Verhältnisse erfroren sind, man einander nur noch Wärme spenden kann, wie es in der Geschichte des heiligen Martin beschrieben wird, der seinen Mantel mit einem Bettler teilt und ihm die Hälfte schenkt.

Fragen Sie sich: Wann vergeht mir das Lachen? Welcher Schmerz steckt hinter meinem Lachen? Was nehme ich ernst? Worüber kann ich nicht lachen? Wie würde mein Leben aussehen, wenn ich in jeder Komik, jedem Scherz, jeder Heiterkeit den darin steckenden Ernst aufspüren würde? Wie wäre ein Tag ohne Lächeln oder Lachen? Ein Tag, an dem Sie sich nur mit dem Ernsten oder dem Traurigen beschäftigen? Wo hört der Humor für Sie auf? Wann und weshalb ist er nicht mehr angebracht? In welchen Situationen und bei welchen Themen wäre er unvereinbar mit dem Ernst der Situation? Erinnern Sie sich an eine Situation, als es Ihnen das Lachen verschlagen hat?

Jeder zieht seine Grenzen anders. Jeder beantwortet diese Fragen für sich. Ist das noch zumutbar? Kann ich das noch hinnehmen und lachend gelten lassen? Anhand der Beantwortung dieser Fragen erhalten Sie eine Orientierung, wo und wie Ihre persönlichen Humorgrenzen verlaufen. Sie erfahren auch, was der Ernst Ihnen bedeutet, wie er situativ zu würdigen ist und wie er womöglich der persönliche Rest Ihrer eigenen Besonderheit ist. Es scheint mir wichtig, die beiden Pole Humor und Ernst voneinander zu unterscheiden, auch wenn sich beide gegenseitig bedingen und einander brauchen. Nichts ist eben an sich schon so gut, dass es nicht auch seine Gegenseite bräuchte.

Ist Ihnen schon einmal aufgefallen, dass Alltagsdialoge immer kurzatmiger werden? Wenn ich Menschen im Zug, auf der Straße oder im Café zuhöre, vergeht mir manchmal das Lachen. Hat sich die digitale Beschleunigung jetzt ebenfalls auf die Sprache übertragen? Wenn Musiker nur noch Stakkato spielen würden, wären die Konzerte nicht nur kürzer, sie könnten auch ihre Instrumente einpacken, weil die Hörer wahrscheinlich Schnappatmung bekämen. Aber im „Stakkato-Deutsch" (Kaehlbrandt 2023) sind den spartanischen Neuschöpfungen scheinbar keine Grenzen gesetzt. „Voll daneben", „genau", „keine Ahnung", „krass", „unfassbar", „cool", so lauten die gängigen Floskeln und Kommentare, die mitunter fast jeden Satz bestätigen als Beweis geistiger Anstrengung. Dabei ist Sprache das wichtigste Tor zur Bildung und zum Vorwärtskommen. Wo waren die Stakkatosprecher, als Gott die Intelligenz verteilte? Am liebsten würde ich sagen, ich melde mich wieder, wenn sie mal Zeit für einen unfallfreien Satz haben. Aber da würde ich wahrscheinlich hören „nicht mein Ding", „geht's noch", „entspann dich", „chill mal".

Ich gebe zu, mir fällt es manchmal schwer, in Gruppen zu lachen, wenn alle wie auf Kommando unisono beistimmend losprusten. Es erinnert mich an den Applaus nach Konzerten, in den alle abrupt ohne Atempause in den letzten Klang einfallen und losklatschen. Da fehlt das Fühlen, denn Gefühle brauchen Zeit. Diese Empfindung läuft unserem Zeitgeist zuwider, der den Abbau von Schamschranken pauschal als Weg der Selbstbefreiung propagiert. Das befreite Lachen, das dem Fühlen und dem Unerwarteten entspringt, ist ein anderes, weil es nicht normiert ist. Weil es auch die andere Seite kennt – den Ernst, der bisweilen vonnöten ist, weil er den inneren Lebensbereich einzäunt, in dem die eigenen Werte gedeihen dürfen.

Wir kennen das Vorurteil, dass die Deutschen humorlos seien, weil sie so ernst und pflichtbewusst sind. Ich gebe zu, auch mir sind schon Zeitgenossen begegnet, die so streng dreinschauen, als fehlten ihnen die anatomischen Ressourcen zum Lachen. In der Epoche der Romantik wurde diese Ernsthaftigkeit ins Leben gerufen, die noch heute als Markenzeichen deutscher Kultur auf der Welt gilt. Man denke an die sogenannte ernste Musik oder an die Philosophie Hegels. Loriot verdanken wir die Einsicht, dass die Deutschen zwar genauso gern lachen wie alle anderen, aber sie trennen Ernst und Humor schärfer. Sie lachen nicht einfach aus Lebensfreude, sondern sie brauchen ein Signal oder eine Aufforderung dazu. Loriot fand das bedauerlich und empfahl, Humor und Ernst mehr miteinander zu vermischen, also sich zu gestatten, auch einmal an der Stelle zu lachen, an der man eigentlich ein ernstes Gesicht machen müsste.

Nehmen Sie sich probehalber einmal ein ernstes Problem vor, das Sie belastet, und betrachten Sie es aus einer humorvollen Perspektive. Dann wechseln Sie die Perspektive und nähern sich ihm mit einer ernsten Haltung. Was verändert sich dadurch? Was sind die Unterschiede? Was sind die Gemeinsamkeiten? Wie könnte man beide Sichtweisen miteinander verbinden?

Das Faszinierende und Spannende am Humor ist, dass er alles sein kann, was man ihm zuschreibt, und doch nie ganz darin aufgeht. Mehr als bei anderen Haltungen und Fähigkeiten sind die Grenzen des Humors höchst individuell und auch eine Frage des Geschmacks und der Bildung. Der Humor kann verletzende Waffe sein, soziale Ausgrenzung, Kritik, Kränkung und elitäre Abschottung. Er kann all diese widersprüchlichen, anregenden und aufregenden, langweiligen und spannenden, dummen und dreisten, wunderbaren und faszinierenden Formen annehmen, weil er diese ungeheure Kraft der Verflüssigung und Relativierung besitzt. Im Zentrum des Humors liegt nicht die Absicht, das Leben nicht ernst zu nehmen, sondern eher die Gabe, sich selbst nicht übermäßig ernst zu nehmen, weil man um die eigenen Grenzen weiß. Hier findet sich beides vereint: die Nichtigkeit und die Ernsthaftigkeit. Letztlich kommt es darauf an, wie Menschen immer wieder etwas nahezu Überschreitendes gelingen kann, das keiner weiteren Rechtfertigung bedarf, weil es beides umfasst: das Leiden an dieser Welt, aber auch die Liebe zu ihr.

Ich halte es mit dem von mir geschätzten Cellisten Pablo Casals, der im Alter von 97 Jahren den Satz prägte: „Man bleibt jung, solange man lieben und bewundern kann." Ich würde das Verb „bewundern" noch weiter fassen: solange man sich noch begeistern kann. Begeisterung ist der ideale Dünger für das Gehirn. Enthusiasmus führt uns über uns selbst hinaus: Die sprachliche Wurzel (griech. *Éntheos*) weist auf das Göttliche hin, also auf das, was uns überschreitet. Zugleich führt es zu unseren Wurzeln, denn die Verbindung zwischen Humor und Ernst hängt entscheidend davon ab, wie gut es uns gelingt, unser kindliches Denken zu bewahren. Die Lektion, die es uns schenkt, ist lebensverlängernd: die Wiedergewinnung der Passion für den Anfang, die Neugier, das Spiel, die Heiterkeit. Es geht um beides: das Ausleben unserer kindlichen Passionen und Fantasien und die Orientierung an dem, was über uns hinausführt. Selbst Albert Einstein antwortete auf die Frage, wie er sich seine Entdeckungen erkläre, dass er immer das ewige Kind geblieben sei.

Humor stimmt optimistisch

Ein Computer hat keinen Humor. Weil er keine Gefühle hat. Deswegen hat er auch keinen Sinn für Absurdes, Komisches. Ganz im Gegensatz zu uns, die wir täglich spüren: ein vergnügtes Hirn lebt besser, denn es unterscheidet nicht nur zwischen ernst und lustig, sondern auch zwischen langweilig und spannend. Damit es vergnügt lernt, muss es eben locker und humorvoll zugehen. Den Alltag in Komisches, Lustiges zu verwandeln ist eine Fähigkeit, die schon Kinder beherrschen. Noch heute erinnere ich mich, wie ich mitten in einem handfesten Streit einlenkte: „Komm, lass uns wieder gut sein!“ Dann spielten wir unbeirrt weiter. Bei Kindern entsteht Alltagskomik fast wie von selbst, wenn irgendetwas schiefgegangen ist, etwas schmerzlich oder unverständlich erscheint. Alltagskomik hat weder etwas Gewolltes, Verkrampftes, Steifes noch ist sie getrieben vom Wunsch, besonders originell zu sein. Sie kommt einfach aus der spontanen, situativen Wahrnehmung und dem Wunsch, sich nach Neuem umzuschauen, um wieder zu springen und zu strahlen. Der kindliche Trick dabei ist der Glaube, dass das halb leere Glas sicher wieder halb voll sein wird.

Wer einen Blick über den eigenen Tellerrand hinaus wagt, wird erkennen, dass die Pessimisten es nicht leicht haben. Wer optimistisch ist, wird zwar vielleicht häufiger enttäuscht, aber wer pessimistisch ist, wird eher aufgeben. Lebenskunst bedeutet, daran zu glauben, dass alles ein gutes Ende nehmen wird, aber zugleich die Wirklichkeit in ihrer Härte zu akzeptieren. George Bernard Shaw hat es treffend formuliert: „Der Optimist erfindet das Flugzeug, der Pessimist den Fallschirm." Der Pessimist hat zwar recht, weil er damit lebt, dass jedes Leben endet. Der Optimist geht jedoch leichter durch das Leben. Nach Niederlagen kennt er zwar ein kurzzeitiges Aufflackern von Zweifel, aber letztlich glaubt er doch, dass sich alles zum Guten wenden wird. Das Optimistische ist das alltagstauglich Flexible, Sportliche, Gutgelaunte; das Pessimistische ist eher das Grüblerische, Unbewegliche, Detailversessene. Zumindest haben beide ein interessantes Selbstbewusstsein und einen unerschütterlichen Glauben an ein Morgen. Der Optimist kann über seine Anfälle von Verzweiflung hinweglachen oder hinweghüpfen, weil er ohnehin angenehme Überraschungen erwartet. Der Pessimist freut sich über schlechte Erfahrungen, weil sie ihm recht geben. Immerhin macht es hin und wieder Freude, einen Pessimisten dadurch in Erstaunen zu versetzen, dass man ihm nicht ähnelt und anders denkt als er. Jedenfalls vergesse ich nie den Satz eines solchen Zeitgenossen: „Es gibt niemanden, auf den man sich hundertprozentig verlassen kann, aber es gibt unzählige, auf die man sich hundertprozentig nicht verlassen kann."

Ich spreche nicht von der Einstellung, die zwanghaft auf die Kraft des positiven Denkens setzt. Denn sie irritiert genauso wie das ununterbrochene Dauerlächeln manch erlöster Glaubensanhänger. Die Frage ist, ob man wirklich besser durch das Leben kommt als chronischer Optimist oder ob uns eine Portion Skepsis nicht vor manchem Fehlschluss oder Trugschluss schützt, was beides auch bei unbeirrbar positivem Denken nicht zu verhindern ist. Es gibt Umstände, die es einem leichter machen, ein positiv Denkender zu sein, und es gibt Konstellationen, in denen Ungerechtigkeit und Grausamkeit herrschen und einen zum Pessimisten mutieren lassen. In der Sprache des Humors: Manchmal sind die Gläser halb voll, manchmal sind sie halb leer. Manchmal sind sie halb leer, aber sie werden halb voll sein. Beides ist Realität und beides braucht den Humor. Ist es nicht erleichternd, nicht immer so einheitlich mit sich selbst sein zu müssen? So schön ist das Leben eben auch wieder nicht, dass ein bisschen Gefühlskitsch oder Humor schaden könnten.

Dem Humor gelingt es, über Verzweiflung hinwegzulachen, weil er beide Seiten – die Klarsicht und die Warnungen der Pessimisten und die Zuversicht der Optimisten – an die richtige Stelle rückt. Und weil er die wahren Größenordnungen und Perspektiven aufzeigt. Erich Kästner drückte es schön aus: „Humor macht die Erde zu einem kleinen Stern, die Weltgeschichte zu einem Atemzug und uns selbst bescheiden." Ich füge hinzu: Es gibt keinen Humor ohne Liebe zur Welt und zu den Menschen.

Man kann sich zwar seine Gefühle nicht aussuchen, aber man kann entscheiden, worüber und wie man nachdenkt. Man kann sich auf das Positive konzentrieren, seine Denkweise weiterentwickeln, sich Lösungen überlegen. Wir haben die Wahl, ob wir in jeder Schwierigkeit eine Chance sehen oder ob wir in jeder Chance eine Schwierigkeit sehen. Man kann daran verzweifeln oder darüber lachen. Lachen muss nicht oberflächlich sein. Im Gegenteil, im Lachen bejaht man die Widersprüchlichkeiten des Seins. Im Gegensatz zur Vernunft will der Humor nicht sortieren und kategorisieren, sondern lässt Widersprüchliches, Paradoxes nebeneinander bestehen, weil er nicht Lösungen finden will, sondern Erkenntnisse schafft.

7. Humor und Kreativität

„Bald, short, fat and ugly male, 77 years old, seeks short-sighted woman with tremendous sexual appetite." – „Kahlköpfiger, kleiner, fetter und hässlicher Mann, 77 Jahre alt, sucht kurzsichtige Frau mit enormem sexuellem Appetit." Diese Kontaktanzeige stand in einer amerikanischen Tageszeitung. Auch wenn sie nicht jedermanns Geschmack sein sollte, so ist sie doch witzig und kreativ, weil sie die üblichen Klischees konterkariert und auf den Kopf stellt. Statt für sich zu werben, übertreibt der Schreiber seine Schwächen, indem er die Erwartungen ins Absurde und Lächerliche kippt. Insofern hebt er sich von den üblichen Anzeigen ab, weckt Aufmerksamkeit und erzeugt eine katalytische Wirkung. An diesem Beispiel kann man ablesen, dass das Humorvolle das Kreative gewissermaßen in sich trägt. Der Humor nimmt ungewohnte Sichtweisen ein, er betrachtet die Welt mit ihren Absurditäten unter einem Weitwinkel von oben, von der Seite oder um die Ecke. Dies hängt mit seiner erhöhten Sensibilität gegenüber Unzulänglichkeiten zusammen, der Offenheit für intuitive Eingebungen, der Bereitschaft, sich unkonventionell über soziale Normen zu erheben, Tabus zu brechen und mit Widersprüchlichkeiten zu spielen.

Je näher man sich mit dem Humor beschäftigt, umso offensichtlicher wird, wie vieles Humor und Kreativität miteinander verbindet. Humor ist Ausdruck von Kreativität und lebt von Kreativität. Oder umgekehrt: Ohne Kreativität kein Humor und ohne Humor keine Kreativität. Wer Humor hat, ist auch kreativ, und wer kreativ ist, hat auch Humor.

Wenn ich das Wort „Humortraining", „Humorkompetenz" höre, dann reagiere ich eher verspannt. Vor allem, wenn auch noch offiziell gestattet wird: „Es darf gelacht werden."

Obwohl Humor uns eigentlich in einen entspannten Zustand versetzen sollte. So gut solche Aufforderungen gemeint sein mögen – es ist eben nicht alles zum Lachen. Manchmal vergeht es einem gerade dann, wenn verlangt wird, dass man lacht. Was gibt es Deprimierenderes als verordnetes Lachen? Was gibt es Schlimmeres als Spaßproduzenten? Deren Wirkung kehrt sich gerade ins Gegenteil: Statt zu lösen und zu erleichtern, verkrampft man sich noch mehr. Humortrainings finde ich fragwürdig, nicht aber der kreative, situative, spontane Umgang mit Humor. Außerdem lacht es sich leichter über Komisches im Alltag, als wenn man dazu in einem Kurs aufgefordert wird, in der diese Situation womöglich noch künstlich hergestellt wird. Der ursprüngliche, authentische Ort des Humors ist das wirkliche Leben, die Inszenierung ist eine unsinnliche, reduzierte Form. Das liegt auch daran, dass das Komische umso intensiver wirkt, je unerwarteter und überraschender es einen trifft.

Runden, in denen Witze erzählt werden, langweilen mich, weil dabei kaum Intimität und Gemeinschaft entstehen kann. Hinzu kommt, dass ich mir keinen Witz merken kann – so wie er erzählt ist, hat er sich wie ein Aftershave sofort verflüchtigt. Witze zu erzählen ist eine eingeübte Selbstdarbietung auswendig gelernter Texte, im Gegensatz zu humoristischen Geschichten, Anekdoten und Beobachtungen aus dem Alltag, die man am eigenen Leib erfahren hat. Witzeerzähler neigen dazu, ihre Witze immer wieder zu erzählen. Nur leider kennt man sie bald, und irgendwann wünscht man sich, der andere könnte wenigstens schweigen, wenn er nichts Neues zu erzählen weiß. Es ist interessanter, Menschen zuzuhören, die aus ihren eigenen Geschichten und Begebenheiten mit Esprit und Charme schöpfen. Ich erzähle daher keine Witze, weil ich lieber selbst komisch sein will.

Auch wenn Witze dazu dienen, puren Unsinn zu produzieren, so reichen die besten Witze in ihrer Wirkung nicht an das heran, was situativer, spontaner Humor vermag. Manchmal genügt eine schlichte Alltagsbeobachtung, die nicht mal komisch sein muss und dennoch Unerwartetes porträtiert und produziert, das herrlich befreiend und erheiternd wirkt. Ein schönes, selbstironisches Beispiel dafür erzählte eine Tänzerin: „Ich war nicht wirklich nackt. Ich hatte einfach nur keine Kleider an."

Ich denke an einen Jungen während der Schulschließungen in der Pandemie. Ich fragte ihn, weshalb er nicht in die Schule gehe. Er meinte: „Weil die Schule kein Klopapier mehr hat." An diesem Beispiel zeigt sich die Essenz der Kreativität, dass nämlich Wahrnehmungen eine aktuelle, eigenschöpferische Bedeutung erhalten können. Dabei denke ich an jene witzige elsässische Stewardess, die bekannt gab: „Wir können leider nicht abfliegen, aber irgendwann werden wir ganz bestimmt fliegen. Inzwischen erkläre ich Ihnen in aller Ruhe die Sicherheitsgurte, vor allem für diejenigen, die noch keinen Sicherheitsgurt im Auto haben."

Der Stand-up-Komiker Paul Rudd schreibt in einem ZEITmagazin-Interview: „Wenn mir in meinem Leben etwas wirklich tiefgreifend Dramatisches oder Schwieriges widerfährt, versuche ich, den Schmerz durch Humor zu lindern."[16] Und Humor ist attraktiv – so schreibt die ZEIT-Redaktion –, weil er Kreativität und Intelligenz voraussetzt. Humor kann in den schlimmsten, schrecklichsten und herzzerreißendsten Situationen Trost spenden, da er ein gutes Mittel gegen Selbstüberschätzung ist und für Bescheidenheit angesichts unserer Endlichkeit sorgt.

Kreative und Humorvolle haben einiges gemeinsam: Sie sind verspielt, experimentier- und risikofreudig. Mit Problemen gehen sie eher indirekt um, umzingeln sie, umspielen sie, statt sie frontal anzugehen. Kreative Einfälle kommen uns eher in entspannten Zuständen: in der Badewanne, beim Dösen oder beim Spazierengehen, wenn die Gedanken ziellos schweifen. Ich empfange meine kreativen Lösungen meist, wenn ich koche, schwimme oder meine Schuhe putze, weil ich dabei in Trance gehe und meiner leisen, inneren Stimme lausche, meinem eigenen Kompass folge. Dieser lässt sich ganz einfach finden: Ich folge dem, wofür ich einen Funken Interesse verspüre. Der entscheidende Ansporn lautet schlicht: Staunen! Deswegen mag ich jeden Tag, an dem ich über irgendetwas erstaunt bin.

Kreativität und Humor leben davon, dass anerzogene Gefühle und Merkverbote aufgehoben sind. Wir dürfen wahrnehmen, was ist, und sind befreit von der Anstrengung, uns anzupassen und zurückzuhalten. Kurzum: Kreativität und Humor befreien uns von der Anstrengung, dumm zu bleiben. Wir springen aus unseren gewohnten Denkrillen heraus und verschaffen uns Oasen, in denen wir uns selbst wieder erkennen und uns zugestehen, dass wir zwar nach außen aufgeräumt erscheinen, aber innerlich verspielter, verrückter, wilder sind.

Wer konnte es uns besser vor Augen führen als Loriot? Warum lieben wir seine Möpse? Eigentlich sind es ja oft tieftraurige Figuren, die er vorstellt: Sie streiten an Weihnachten, über Frühstückseier, Nudeln und ein Klavier. Statt Dramen zu produzieren, sah Loriot das Komische in diesen Situationen, sodass wir lachend sagen dürfen: Das sind ja wir!

Auch in uns lebt vielleicht mehr Mops oder Mopsigkeit, als uns lieb ist. Doch glücklicherweise zeigt Loriot uns die Möpse als stellvertretende Menschen, die genau das leben, was wir nicht leben dürfen oder uns verkneifen zu leben. Wir sollten das Leichte nicht unterschätzen. Es ist niemals nur leicht. Es ist ein kreativer Zustand des Ernstes.

Wäre unsere Welt nicht ärmer ohne Loriots sprechende Möpse, die uns den Spiegel vorhalten? „Möpse können“, wusste Loriot, „wie Menschen im Alter figürlich etwas nachlassen, jedoch an Ausdruck gewinnen." Vielleicht kommt durch sie etwas Wärme, Lässigkeit und Menschlichkeit in unsere Herzen. Warum sollten wir uns all das nicht hin und wieder bei Loriots liebenswürdigen Möpsen mopsen? Immerhin ist das unbezahlbar und unendlich besser als eine Welt, in der man nichts mehr zu lachen hat.

Da hilft nur noch Humor

Natürliche Lebensfreude gehört zu unserer genetisch-sinnlichen Ausstattung. Jedes Baby lächelt, vor allem, wenn es gestreichelt werden will. Kinder lachen bis zu zwanzig Mal mehr als Erwachsene, so sagen die Klinikclowns, die mit Kindern arbeiten. Wenn Kinder miteinander spielen, gehört das Lachen mit dazu – bei den Erwachsenen nicht immer. Jeder hat sein ureigenes Humormuster, zumindest von seiner genetischen Disposition her. Allerdings kann man nicht sagen, dass es genetisch bestimmt ist, ob jemand über Ostfriesen- oder Blondinenwitze oder Peanuts-Sprüche lacht. Entscheidend ist eher, in welcher Kultur man aufgewachsen ist und welche Erfahrungen man in seinem Leben gesammelt hat. Natürlich helfen Erfahrungen nicht jedem. Man kann seine Sachen auch immer wieder falsch machen.

Was können wir tun, um den Humor in uns zu fördern? Man kann ihn bis zu einem gewissen Grad erlernen. Natürlich nicht wie beim Üben eines Instruments, in Mathematik oder einer Fremdsprache, aber durch Inspiration aus Witzbüchern, Videos oder durch systematisches Sammeln von Witzen. Man kann sich für karge Zeiten einen Humorproviant zulegen. Ob man dadurch allerdings ein Humorvirtuose wird, ist fraglich, da der Humor eine schöpferische, tiefgründige Lebenseinstellung und charakterliche Eigenschaft ist, die stark geprägt ist von sozialen Erfahrungen. Man kann den Humor aber sozusagen aus jemandem herauskitzeln, indem man komische Erfahrungen mit ihm teilt und Spielräume eröffnet, die schlummernde Humorquellen in ihm aktivieren. Das gilt auch für einen selbst. Indem man bejaht, dass Humor immer eine Möglichkeit ist, die in allem, was uns widerfährt, vorhanden ist. Man hat die Wahl, wie man sein Leben führt und auf welche Seite man sich schlägt. Natürlich kostet es Kraft, sich freizumachen von überzogenen Erwartungen, von Selbstbevorzugung und Selbstüberforderung. Aber man tut es, weil man es will und weil man die Vorzüge der hellen Seite erkannt hat. Dazu gehört auch das Üben, nachsichtig und freundlich zu sein gegenüber sich selbst und anderen, denn jeder, der uns begegnet, bestreitet einen mehr oder weniger schweren Kampf. Letztlich geht es um Psychohygiene im freundlichen, versöhnlichen Umgang mit sich und den anderen.

Humor ist immer dann wichtig, wenn wir nicht mehr handeln können, weil es nicht mehr in unserer Macht liegt. Da hilft nur noch der Humor oder das Beten. Humor liegt in den Genen, aber das heißt nicht, dass er auch immer zum Vorschein kommt. Das wird besonders dann deutlich, wenn wir in die Jahre kommen und erleben, wie Enttäuschungen, Fehlgriffe, Misslungenes, Unerreichtes, Erlittenes und Selbstverschuldetes die Grenzen und die Doppelgesichtigkeit unseres persönlichen Geschicks zeigen. In diesen Balanceakten zwischen Gelingen und Misslingen entwickelt sich unser Humor. Wir erlangen Kenntnis von den Rhythmen und Schlaufen, die unser Schicksal bestimmen und zu schlichten Einsichten führen: „Nicht alles Unglück kommt, um uns zu schaden." „Nichts ist für immer." „Auch das geht vorbei." „Sozial zu sein heißt, versöhnlich zu sein." „Gute Zäune schaffen gute Nachbarn." „Akzeptiere keine Definitionen von anderen, definiere dich selbst." „Das Schicksal will auch seinen Spaß." Wir finden den Mut, das Dumme beim Namen zu nennen, und freuen uns, wenn wir die Dummen gegen uns haben, weil uns das Selbstvertrauen verschafft. Denn jetzt ist die Zeit, sich für Wesentliches und Erkanntes einzusetzen und zu entscheiden, wer oder wie wir sein wollen. Noch ist die Zeit nicht knapp, aber zum Verschwenden ist sie zu kostbar.

Humor entspringt einer Haltung jenseits von naivem Optimismus, nach dem Motto: „Alles gut", „Alles wird gut". Er ist eher in der Atmosphäre von Zuversicht und Vertrauen angesiedelt, weil beides die Angst verdrängt. Er wirkt, weil er nicht auf ein bestimmtes Ziel ausgerichtet ist, sondern uns zu leben und zu überleben hilft. So der nüchterne Satz eines jungen Mannes angesichts einer traumatischen Erfahrung: „Ich habe an einem Erdbeben teilgenommen." Auch wenn es schrecklich war, er klagt nicht, er dramatisiert nicht, sondern er ordnet das Schreckliche als eine Erfahrung ein, die er überlebt hat. Es gelingt ihm sogar, auch im Schlechten Gutes zu sehen, weil er seine Erfahrung ohne Selbstmitleid zu relativieren und nüchtern zu benennen vermag. Auch sonst schafft er es, die Dinge auf den Kopf zu stellen und den Gewinn aufzuzeigen, der sich manchmal aus Problemen ergibt. Seine „zweideutige" Devise ist: „Jedes Problem hat eine Lösung" und „Jede Lösung hat ein Problem!". So paradox es klingen mag, es wirkt, weil wir schmunzeln und aus unseren eingefahrenen Rillen herauskatapultiert werden. Humor will angestoßen werden! Prost!

Lachen relativiert Unzulänglichkeiten

In Krisen bekommt der Humor seine besondere Chance. Man könnte ausrufen: Was mich kaputtmacht, entscheide ich schon selbst! Scheitern im vollen Leben ist nicht befugt, mich zu ruinieren. Jedenfalls will ich nicht dazu verdammt sein, mich für den Rest meines Lebens als gescheitert zu fühlen. Scheitern muss also nicht das Ende, sondern kann der Anfang eines neuen Kapitels sein. Mit dieser Haltung öffnet sich das Blickfeld hin zum Großen, vom Unbedeutenden zum Wesentlichen, und man erkennt, dass man die eigenen Unzulänglichkeiten und die der Welt auch mit Humor interpretieren kann. Eine Erkenntnis, die schon der „lachende Philosoph" Demokrit uns mit seiner heiteren Gelassenheit nahelegte. Scharfsinn allein genügt nicht, er speist eher die Ironie, die sich unverbindlich, indirekt, intellektuell mitteilt. Der Humor hingegen ist verankert in unserer Menschlichkeit, weil er mit Toleranz dem Scheitern, der Verletzbarkeit und Beschränktheit begegnet. Humor verurteilt nicht. Humor beklagt nicht. Humor demütigt nicht. Sein Lachen ist nicht „gegen", sondern „über" und „mit". Seine Sprache ist nicht Feigheit, Sich-Verstecken oder Selbstvorwürfe, weil er dienlich und großmütig sein möchte.

Humor hat zwei Seiten, die die Realität anerkennen und sich gleichzeitig darüber hinwegsetzen: Selbstironie und Gelassenheit. Zumindest gewinnt man durch ihn eine eher ermutigend friedvolle Haltung in Situationen, in denen man sich ausgeliefert fühlt. Das betrifft auch den Kummer und die Trauer. Wenn man sich ohne Abwehr erlaubt, in die schmerzlichen Wellen der Trauer einzutauchen, folgt anschließend sogar so etwas wie eine wehmütige Heiterkeit – die traurige Schwester des Humors. Dies wurde sogar wissenschaftlich belegt: Menschen, die über ihre Verluste sprechen und dennoch lachen können, kommen langfristig besser zurecht.[17] Als Organistin bei unzähligen Beerdigungen kann ich nur bestätigen: Der besondere Trauerhumor holt den Tod aus der Verbannung und Tabuisierung. Ich habe Beerdigungen erlebt, bei denen gelacht wurde. Manchmal aus Sprachlosigkeit, um die Anspannung zu lösen. Manchmal nicht, weil es lustig war, sondern weil das Lachen die Verzweiflung in Melancholie verwandelte und sogar eine Atempause vom Verlustschmerz verschaffte. Eine Pause, die kurzzeitig versöhnte mit dem Unabwendbaren.

In belastenden Situationen geht es vor allem um die geistige Haltung. Deswegen ist der Humor eine kluge Sozialstrategie zur gewaltfreien Lösung von Spannungen, Konflikten, Defiziten und Störungen, weil er all dem den Wind aus den Segeln nimmt. Man kann es aus einer anderen Perspektive sehen, es herauslachen oder weglachen, ohne sich selbst preiszugeben, sich zu verleugnen oder sich in Illusionen zu flüchten. Insofern haben Religion und Humor etwas Gemeinsames: Beide relativieren uns, beide versuchen, die Dinge anders zu sehen, als es die Vernunft nahelegt. Beide helfen, Schweres zu bewältigen, wollen trösten und entspannen, ohne zu verleugnen. Wie tragisch ist meine Situation, wenn ich sie einmal von einer anderen Seite her betrachte? Ich höre hierzu meinen alltagspraktischen Blumenfreund sagen: „Was können meine Pfingstrosen dafür, wenn ein Hund daran pisst?"

Man muss nicht unbedingt optimistisch sein, man kann auch positivistisch und mit Unzulänglichkeiten, Scheitern und Tod einverstanden sein. Und vor allem: Man kann sich mit Humor darin üben, sich selbst zu mäßigen und immer wieder den Blick in die Weite zu richten. Vielleicht hilft der Gedanke, dass wir uns alle täuschen, nur jeder täuscht sich anders. Schon Platon erkannte, dass man sich relativieren sollte und dass „die menschlichen Dinge großen Ernstes nicht wert sind". Humor heißt, einverstanden zu sein. Voraussetzung dafür ist, dass man weder das Leidensmonopol hat noch Bastion ist, in der man von morgens bis abends recht hat, sondern über den eigenen Tellerrand schaut oder, wie die

Engländer sagen: „Go outside the box." Wer über die eigenen und die Unzulänglichkeiten dieser Welt lachen kann und sich einfügt in den Kosmos einer verletzlichen und unzulänglichen Welt, befreit sich vom Glauben an die eigene Unentbehrlichkeit.

Mir gefällt das Bild vom Menschen als Tropfen im Meer zwischen Zeit und Ewigkeit, Kommen und Gehen, Leben und Tod. Wer die Fähigkeit kultiviert, über die eigenen Sorgen, Wünsche und Nöte zu lachen – verstehend, versöhnlich oder mit einem Augenzwinkern –, sieht paradoxerweise eher die Schönheit dieser Welt mit offenen Augen. Nicht nur die Schönheit des Lebens, auch die eigene Schönheit, die in der Melancholie über unsere Unzulänglichkeiten steckt.

Lachen über Fehler

Ein Nachmittagskaffee mit frisch gebackenen Plätzchen im kleinen Kreis. Es war nicht zu übersehen, mein Findelkind kann ziemlich gut essen. Ich betone das, weil er viel zu wenig Freundliches über seine enorme Süßigkeitslust hört. Die Brösel, die seinen Mund verfehlten, schnippte er mit nonchalanter Geste unter den Teppich. Als ich ihm gerade sein Glück zunichtemachen wollte, warf er lapidar ein: „Tritt sich fest." Die Gäste frohlockten, der Nachmittag war gerettet, wurde amüsant und unterhaltsam.

Der Humor und das Lachen lehren uns immer etwas Neues. Sie hebeln den Verstand aus und schaffen es, Dinge aus einem anderen Blickwinkel, in einem neuen Licht zu zeigen und Desaster zu belächeln. Wir Menschen sind besonders angewiesen auf diese Gabe, weil wir Fehler machen. Wer frei davon ist, möge sich bei Gott bedanken, dass er so edel, hilfreich und gut ist. Ich habe in meinem Leben noch niemanden getroffen, dem das gelungen wäre. Für viele sind Fehler das Schrecklichste, was ihnen widerfahren kann, weil sie davon ausgehen, dass sie vermeidbar wären, da sie auf falschen Entscheidungen beruhen. Vor allem die Perfektionisten trifft es besonders hart, weil dadurch die Grenzen der Machbarkeit, der Kontrolle sichtbar werden. Nie mehr einen Fehler zu machen, schwören sich unzählige. Ihn zu vertuschen oder anderen zuzuschreiben, ist heute systembedingt und an der Tagesordnung. Dabei wäre es ein Zeichen von Souveränität, sie zuzugeben und auf Nachsicht zu hoffen oder einfach darüber zu lachen, statt sie zwanghaft vermeiden zu wollen. Ein Fehler ist keine Übeltat, keine Schande, er kann sogar gute Seiten haben. Denn schließlich lernt man daraus, dass das Eis des Lebens rutschig ist. Vollkommenheit ist nicht von dieser Welt, auch wenn unsere auf Perfektion ausgerichtete Kultur uns das Gegenteil weismachen will. Natürlich ist das leicht gesagt, wenn man weiß, dass in der Folge eines Fehlers häufig an Stühlen gesägt wird und Köpfe rollen. Wer bekennt dann schon gern: „Ich habe Mist gebaut!"

Wir wären wahrscheinlich schon ausgelaugt oder am Ende, wenn wir nicht die Gabe besäßen, uns über unsere eigenen Fehler zu amüsieren oder sogar kaputtzulachen. Denn das Lachen über die eigene Fehlbarkeit ist das Heilsamste, was wir uns schenken können. Wir lachen uns wieder ins Leben zurück. So lässt sich auch dieser Moralingeschmack entschärfen, der Fehlern immer noch anhaftet, obwohl sich in den letzten Jahren ein gelasseneres Verhältnis zu ihnen anbahnt. Immerhin gibt es auch gute Fehler, die sogar bahnbrechende Erkenntnisse und Erfindungen zur Folge hatten. Man denke nur an die Entdeckung des Penizillins, die der Bakteriologe Alexander Fleming seiner Vergesslichkeit zu verdanken hatte, weil er seine Petrischalen im Urlaub stehen ließ, sodass die Bakterien es ihm mit Schimmelbildung heimzahlten.

Der Humor könnte helfen, dass wir dem Fehler eine positivere Rolle zusprechen, zumal er der große Relativierer ist, der uns immer wieder vor Augen führt, dass in jedem Richtigen auch das Falsche steckt und im Falschen das Richtige. Tatsache ist, dass es das absolut Richtige nicht geben kann. Als Psychotherapeutin ist mir sehr bewusst, dass Therapie letztlich bedeutet, aus der eigenen Leid- und Kampfzone auszusteigen, weil wir überfordert sind mit der Liebe zu uns selbst und unseren Nächsten, die deshalb oft in ihr Gegenteil umschlägt. Früher glaubte ich, eine Therapiesitzung sei dann heilsam, wenn ein Klient mindestens einmal weint. Heute erlebe ich, dass das therapeutische Band eher gestärkt wird, wenn wir gemeinsam von Herzen lachen. Deshalb ist der Humor hilfreich. Er macht uns bewusst, dass wir Vertriebene aus dem Paradies sind, die durch ihn immer wieder daran erinnert werden, wie es sein könnte. Oder wie es war, als wir ihn noch nicht brauchten. Immerhin bleibt er uns als Trost, weil wir alle wissen: Ins Paradies kommen wir nicht mehr zurück.

Wer lächelnd auf seine Fehler blicken kann, verwandelt sie in Freunde, von denen wir etwas lernen können, die uns mit der Vorläufigkeit unseres Wissens konfrontieren. Sie steigen mit uns in ein Erkenntnisspiel ein, das immer wieder von Neuem beginnt, weil unser Wissen begrenzt bleiben wird und weil Perfektion nicht unser, sondern das Privileg Gottes ist. Fehler sind Freunde, die ihr Wissen nicht wie beim Kaffeeklatsch weitergeben. Sie können jedoch rau, barsch und anspruchsvoll sein, weil sie wollen, dass wir wachsen, reflektieren und aufrichtig mit uns selbst umgehen. Natürlich gibt es einen Unterschied zwischen schweren Fehlern, entschuldbaren Fehlern oder Jugendsünden, die wir zu verantworten und die je nach Gewicht Konsequenzen haben. Humor schließt nicht aus, dass wir dennoch Verantwortung für unsere Fehler und deren Reflexion übernehmen sollten, da die Grenzen unseres

Handelns die Grenzen der anderen berühren. Deswegen macht uns auch der Humor nicht gänzlich frei in unserer Selbstbestimmung. Er kann nur lindern und erträglich machen, aber nicht gänzlich frei von den Konsequenzen unseres Tuns. Humor kann jedoch helfen, zu unserer eigenen Unvollkommenheit ein entspanntes, geschmeidiges und relativierendes Verhältnis aufzubauen. „Heute schon einen Fehler gemacht?" – Diese Frage begrüßte mich am Eingang eines Büros in Tokio.

8. Humor und Stress

Keinem Menschen wird die Erfahrung erspart bleiben, dass in ihm selbst und um ihn herum immer wieder Stress, Druck oder Unordnung herrscht. „Der Mensch plant und Gott lacht", sagt ein altes jiddisches Sprichwort. Gleichzeitig geht es darum, dass wir mit unseren Ängsten und Ärgernissen umzugehen lernen im Wissen, dass man sich um das Gute und die Gelassenheit bemühen muss. Dazu ist Humor unabdingbar. Mehr noch: Das Bemühen um eine gelassene Haltung macht uns humorfähig. Humor braucht Humorfähigkeit, die weitgehend unabhängig ist von äußeren Bedingungen, weil sie in der Wertfülle des Lebens liegt, die potenziell immer da und abrufbar ist, wenn man sich dafür öffnet und entscheidet. Unter Stress geht es in erster Linie um Spielraumerweiterung, die sich aus einem Gemisch aus Komik, Ulk, Ironie und Witz speist.

Lachen und Humor sind das Gegenteil von Stress. Beide wirken sich auf das Immunsystem aus: Stress schwächt und unterdrückt es, Humor stärkt und verbessert es. Stress macht eng, Humor befreit. Selbst im Inneren unseres Körpers sind beide Gegenspieler: Während des Lachens nehmen die Stresshormone ab und die Abwehrkräfte werden gestärkt, bei Stress ist es umgekehrt. Humor ist nicht nur mental, sondern auch physisch ein idealer Puffer zu stressreichen Situationen, weil er sich einen Ausweg sucht, den wir nutzen können. In schwierigen, schmerzhaften oder traurigen Situationen ist er ein Gegenpol, mit dem wir negative Emotionen ausgleichen und kompensieren. Joachim Ringelnatz hat treffend erkannt: „Humor ist der Knopf, der verhindert, dass uns der Kragen platzt." Schon deshalb gehört er als Gegenspieler zum Stress, weil er eine Gleichzeitigkeit von Belastung und Lösung anbieten kann. Wer also Stress mit Humor begegnet, hebt den Hang zum Leiden und zum Fatalismus vorübergehend auf und befindet sich in einer Aufwärtsbewegung, die die Situation entspannt. Das heißt, man wächst über sich und die Situation hinaus, weil man statt reduzierender Abwärtsbewegung ein Wagnis ins Offene eingeht, das den Horizont erweitert und zu neuen Erfahrungen und Erkenntnissen führt.

Ich denke dabei an ein Erlebnis auf der Autobahn, als mich ein Raser immer wieder bedrängte. Nachdem ich nur noch mit ihm, meinem Ärger und meiner Angst beschäftigt war, wurde plötzlich ein Ausfahrtsschild zur Einladung für eine Horizonterweiterung. Ich bog ab und landete in einem idyllischen Weinort, wo ich mir eine Denk- und Lachpause verschaffte, die durch einen unvergesslichen Regenbogen gekrönt wurde. Eine solche Schubumkehr der Stressirritation hat mich nicht nur mit Einsicht, sondern auch mit unverhofftem Genuss belohnt. Ein Mann erzählte mir, dass er sich immer freue, wenn unterwegs der Autofahrer vor ihm seine Frontscheibe mit zu hoch eingestellten Düsen wäscht, weil er so sein eigenes Scheibenwischwasser spart. Statt sich zu ärgern, schickt er ihm ein lächelnd dankbares Winken hinterher.

Wann immer die Dinge nicht unseren Erwartungen entsprechen, sich gegen uns sperren oder unlösbar erscheinen, haben wir immerhin die Möglichkeit, ihnen mit Neugier zu begegnen. Neugier ist der Motor, der den Humor am Leben hält. Wer neugierig ist, will mehr erfahren als zum unmittelbaren Überleben notwendig ist. Neugier heißt Lust am Problemlösen und ist im Kern die Fähigkeit, sich mit Leichtigkeit und Offenheit um das eigene Leben zu kümmern. Unter Stress erleiden wir Kontrollverlust, weil unser Horizont zur Tunnelvision schrumpft. Mit Neugier öffnet er sich und bahnt dem Humor den Weg, sodass wir das Geschehen aus interessierter Distanz betrachten. Unter Stress reagieren wir, aber mit Neugier agieren wir, weil wir nicht Opfer, sondern Handelnde werden.

Das Spannende an der Neugier: Sie ist ein Selbstläufer. Das heißt, sie sorgt dafür, dass wir aktiv werden, ohne eine sichtbare Belohnung zu erwarten. Solange sie uns antreibt, denken wir nicht ans Geldverdienen, an Lob oder Ruhm, sondern befriedigen unsere Lust, die Sphäre des eigenen Ichs zu erweitern. Das ist die Voraussetzung für Humor. Sie ist so wichtig, weil sie uns für neue Sichtweisen aufschließt, ermöglicht, das Untypische im Typischen zu entdecken, uns für überraschende Lösungen offen zu halten und einen frischen Blick auf eingefahrene Verhaltensweisen zu werfen. Neugierig zu leben bedeutet, berührbar zu bleiben für all das, was im Guten und im Schlechten kommen mag.

Bekanntlich sieht man mehr, wenn man unter Stress Zipfel von Humor aufspürt und, wie Friedrich der Große empfahl, sich „Schwielen gegen den Kummer“ anschafft. Statt resignierter Hinnahme kann man Scherze machen, alte Schlager hören, einen lustigen Film ohne Blutvergießen oder eine Komödie ansehen. Oder mit Trotz reagieren, damit der Stress nicht die Macht hat, mich zornig, weinen oder zittern zu sehen. Es mag nicht viel sein, aber es hilft, die Dinge, die einen belasten, aus der Distanz oder vom Ende her mit der Humorbrille zu betrachten, sodass unser Blick wieder objektiver und klarer wird. Ich gestehe, wenn es dick kommt, fange ich an, verwegene Lieder zu singen und nehme es dabei sprachlich nicht so genau mit der Verspottung meiner selbst und der Welt. Manchmal greife ich dabei auch auf meinen passiven Wortschatz zurück. Alles, was geeignet ist, dieses komplizierte Leben durch heitere Kurzschlüsse erträglicher zu machen, sei gestattet. Hauptsache, man gewinnt wieder die Oberhand oder die nötige Souveränität, um über den Dingen zu stehen und nicht zu kapitulieren. Selbst mitten im Stress kann das Lachen gedeihen, und es blühen trotz allem Momente des Schmunzelns, des Kicherns oder des Horaz'schen „Carpe diem!" (Pflücke den Tag!). Wir können vielleicht nicht wirklich viel am Stress ändern, aber im Humor liegen weit mehr Möglichkeiten, als wir denken.

Humor und Lampenfieber

Weiche Knie, Schweißausbrüche, zitternde Hände, rasender Puls. Egal ob Redner, Student oder Lehrer – wer sich zeigt, wer vor anderen auftritt, wer etwas vorträgt und sich dabei nicht blamieren möchte, wird schnell zum Opfer des eigenen vegetativen Nervensystems. In Fachkreisen geht man davon aus, dass 80 Prozent der Menschen – also fast jeder – mit Nervosität und Angst reagieren, wenn sie im Aufmerksamkeitsfokus einer Gruppe stehen. Lampenfieber ist somit nicht pathologisch, sondern eine normale Stressreaktion, die anzeigt, dass eine bevorstehende Situation ein Risiko birgt, das in innere Erregung versetzt.

Geht man einmal die übliche Ratgeberliteratur durch, so lassen sich drei Imperative herausfiltern, die helfen sollen: Sei gelassen! Denk positiv! Sei selbstbewusst! Was als Mittel empfohlen wird, um das Lampenfieber in den Griff zu bekommen, sind aber eigentlich die Ziele. Es hilft leider wenig, wenn man einem Ängstlichen auf die Schulter klopft und ihm den Rat gibt, einfach gelassen zu sein. Werde gelassen, indem du gelassen bist! Meine Bühnenerfahrung lehrte mich eher: Souverän ist, wer die eigene Blamage nicht mehr fürchtet.

Zur Überwindung des Lampenfiebers kann es keine schnellen und garantiert wirksamen Tricks oder Kniffe geben, dafür ist die Angst eine zu umfassende, archaische und tief verankerte Eigenschaft des Menschen. Angst ist ein sinnvolles, lebenserhaltendes Gefühl, ohne das wir verloren wären. Im Gegensatz zur pessimistischen Einstellung „Das schaffe ich nie", „Es wird schlimm enden", „Es wird sicher schiefgehen" hat der Humor eine völlig andere Sichtweise. Humor leugnet die nüchterne realistische Einschätzung des eigenen Könnens nicht – er versucht sie zu verwandeln. Humor ist die Voraussetzung zur Selbstdistanzierung und damit einer der wichtigsten Schlüssel zur inneren Freiheit. Deshalb hat er auf Lampenfieber eine dämpfende Wirkung. Er macht die eigenen Unzulänglichkeiten erträglicher, die Pannen etwas leichter und die Haltung gelassener. Humor relativiert in dreifacher Hinsicht: Er befreit vom Gebot der Stärke („Ich muss nicht immer eine starke, selbstbewusste Person sein"), dient als Ordnungs- und Klärungsmittel („Ich kann alles, was sich in mir meldet, auch anders oder von oben betrachten.") und erleichtert die Selbstannahme („Ich kann zu meinen Fehlern oder Schwächen stehen, denn sie bedeuten nicht, dass ich minderwertig bin. Ich gestehe sie mir zu, weil auch sie zu mir gehören und sein dürfen"). Alles, was vor einem Auftritt zur Gelassenheit beiträgt, führt auch zu einem entspannten Umgang mit Lampenfieber. Gelassenheit bedeutet: weg von der Überhöhung der Situation, weg von ängstlichen Unterstellungen und Katastrophenfantasien, weg von der Isolation.

Humor ist die besondere Fähigkeit, die Bühnensituation bereits im Vorfeld von einer scheinbaren oder angemaßten „Überwichtigkeit" zu entlasten. Er nimmt ihr das Beängstigende und Beeindruckende. Über Humor machen Menschen eine Erfahrung des Wohlwollens, der Nachsicht gegenüber eigenen Missgeschicken, die einen trotz gewissenhafter Vorbereitung dennoch ereilen können. Allein schon das Wissen um die eigenen Unzulänglichkeiten, die trotz großen Bemühens weiterhin da sind, zu einem gehören, reduziert das Lampenfieber. Man macht sich nichts vor, weil man weiß, was möglich oder eben nicht möglich ist und dass man auf der Bühne nicht besser sein muss, als man ist. Weil man eingesehen hat, dass Perfektion weniger wichtig ist als Ausdruck und Mitteilung.

Im Folgenden daher einige „Humorübungen", die als Beispiele kognitiver Entlastung dienen: „Es ist völlig in Ordnung und bricht mir keinen Zacken aus der Krone, wenn ich hin und wieder stolpere, patze, blockiert bin oder den Faden verliere." Wenn Sie sich versprechen oder einen Fehler machen, korrigieren Sie sich nicht hektisch. Lächeln Sie lieber, aber nicht nur mit den Lippen, sondern mit dem Herzen. Ein Lächeln wirkt souverän und erzeugt Resonanz.

Denken Sie an eine vergangene Angstsituation und stellen Sie sich vor, diese würde in Ihrer Fantasie zu einer Seifenblase. Pusten Sie sie fort und schauen Sie ihr so lange hinterher, bis sie immer kleiner wird und schließlich am Horizont verschwindet.

Stellen Sie sich vor, Sie besäßen eine „Schnatterkiste", in der sich ihre „Quälgeister" befinden. Bevor Sie auf die Bühne treten, schließen Sie in Ihrer Fantasie energisch den Deckel der Kiste. Oder stellen Sie sich vor, Sie würden die Kiste ausleeren. So gewinnen Sie zumindest kurzfristig eine Verschnaufpause von Ihren Quälgeistern. Legen Sie sich eine Mappe an mit dem Titel „Gesammelter Schwachsinn" und halten Sie dort all Ihre kleineren oder größeren Katastrophen fest. Lesen Sie hin und wieder darin, Sie werden sich köstlich amüsieren.

Stellen Sie sich die schlimmste Katastrophe vor, die Ihnen auf der Bühne passieren könnte, und fragen Sie sich: Würde ich es überleben? Was würde ich in einem Jahr darüber denken, in zehn Jahren, am Ende meines Lebens? Auf der Bühne kann paradoxerweise gerade ein Fehler zur Entspannung beitragen. Musiker berichten immer wieder von der Entlastung nach einem Fehler. Das Allzumenschliche hat einen eingeholt, man darf wieder „normal" sein, mit allen Schwächen: ein Mensch, der auf dem Weg ist.

Humorvolle Kommentare nach Fehlern sind wirksame Mittel gegen die Allmachtsanmaßung, den Überheblichkeitswahn, gegen die herrschende Mentalität, alles kontrollieren zu wollen. Deshalb können Leistungsfanatiker und Ehrgeizbesessene nur selten lachen – ihnen fehlt die Freiheit der Selbstrelativierung. Sie bedürfen der Kontrolle und der Gewissheiten, an denen sie sich festhalten können. Im Humor werden die „Gewichte" wieder richtig verteilt. Das heißt, es vollzieht sich eine Abkehr vom überbetonten Ich hin zum eigenen Wesen. Wenn man nicht mehr übertrieben besorgt ist um seinen Vorteil, um den Verlust an Anerkennung oder das Scheitern, dann kann es auch um höhere Ziele gehen, beispielsweise im Dienst einer Sache zu stehen oder um der Gemeinschaft oder der Liebe zu seinen Nächsten willen etwas zu tun. Mit solch einer Einstellung kann man nicht nur sich selbst relativieren, sondern auch die Angst mildern, die das Ich bedroht.

Wollen Sie sich für den Ernstfall wappnen, so empfehle ich eine kleine Humorübung. Wenn Sie feststellen, dass Sie sich gerade mit der Vorschrift „bloß keinen Fehler machen" unter Druck setzen, sagen Sie sich: „Na und?" oder fragen Sie: „Was ist so schlimm daran?"

Warum nicht einmal absichtlich einen kleinen Schnitzer einbauen, einmal komisch, ungeschickt, übertrieben oder sich selbst parodierend sein? Das ausgelöste Gelächter hat schon eine befreiende, muskulär entspannende Wirkung. Kleine Fehler mag das Publikum. Schwören Sie dem Ideal allgegenwärtiger Perfektion ab und konzentrieren Sie sich stattdessen auf Ihre Entwicklungschancen. Gönnen Sie sich die Freiheit, nicht unbedingt von allen gemocht zu werden. Sie mögen ja auch nicht alle, oder?

Humor und Zeit

Ein weinseliger Abend im Garten vor dem Haus. Einer der Gäste meinte plötzlich: „Jetzt haben wir den ganzen Abend nur geblödelt!"? Darauf entzündete sich eine heiße Diskussion darüber, wie man seine kostbare Zeit nur so vergeuden kann. Es bildeten sich zwei Lager: auf der einen Seite die Zeitoptimierer, die darauf stolz waren, ihre Zeit sinnvoll zu nutzen, auf der anderen Seite die Zeitgenießer, die sich dazu beglückwünschten, ihre Zeit auszukosten.

Ist nicht gerade das sogenannte Nutzlose das Wertvolle? Wozu soll man immer alles nutzbringend und optimal verwerten und sich dabei selbst unter Druck setzen? Ist es nicht schlimm genug, dass man sich selbst kaum Eigenzeit gönnt? Sollte man nicht wenigstens einander großzügig Zeit schenken? Wir haben an jenem Abend die Zeit gelebt, wir haben herumgealbert und einander Geschichten erzählt. Aber immerhin haben wir uns herrlich entspannt, von Herzen gelacht und waren einander nahe. Solange Menschen einander wirklich nahe sind, gibt es keine vergeudete Zeit, nur gelebte Zeit.

Vielleicht ist das die Einsicht, die wir zu lernen haben: Wir müssen das Leben nicht im Griff haben, wir müssen nicht ständig im Rennen sein, wir müssen nicht Richter oder Zeigefingerheber für uns selbst sein. Haben wir nicht alle schon einmal die Feststellung gemacht, dass solche Erfahrungen uns wieder das Vertrauen in das Rettende schenken? Wie jene kleinen Zettel, die wir einander früher schrieben, auf denen stand: „Es wird alles gut!" oder „Du schaffst das!" oder „Ich denk an dich!". Eines ist klar: Der straffe Zügel des Nützlichen verhindert die Neugier und die Wahrnehmung, die ein Kontrast zu dem eindimensionalen Produktions- und Konsumzwang bilden können. Die kreative Wahrnehmung ist Parteinahme für eine Erlebensdimension des „ganz Anderen", des nicht Käuflichen, des nicht Greifbaren, dessen, was uns fehlt, wenn wir alles haben.

Hier liegt die Quelle des Humors, der uns erlaubt, aus diesem Schraubstock des Nützlichen auszubrechen und menschlich zu sein. Ich zitiere dazu eine Unternehmensberaterin: „Ich brauche das Gefühl, dass mein Leben vollständig bleibt. Ich mag es nicht zulassen, dass dieser wichtige Bereich herausbricht. Und in diesem Bereich sind Dinge, die würden Erfolgsmenschen banal nennen, zum Beispiel miteinander lachen, Krokusse wachsen sehen, am Strand laufen, bei Musik träumen. Ich ertrage die große Stadt nur, weil ich angeknüpft bin an dieses andere, das mich stark macht. Wenn ich dann in einer Runde bin, wo lauter verarmte Leute sitzen, die sich mit Kaffee vollpumpen, dann weiß ich plötzlich: In mir ist so viel." Sie hat es geschafft, sich nicht zum Opfer beständigen Müssens zu machen, sondern Freiräume für ihre sogenannte andere Welt des Seins zu schaffen.

Der Humor und das Lachen sprechen unsere Gefühle unmittelbar an, ohne Heilsversprechen oder Manipulation. Beide sind zweckfrei und in sich selbst genug. Vielleicht ist es genau das, was ihren Sinn ausmacht: dieses ganz andere, Nicht-Rechenbare, Nicht-Messbare. Deswegen brauchen wir sie, weil sie als unerschöpfliches Füllhorn etwas ausströmen, das unsere nachparadiesische Mangelerfahrung immer wieder lindert und versöhnt. „Sinn" bedeutet etymologisch betrachtet „eine Reise tun, einen Weg einschlagen". Es geht darum, seinen Weg zu finden, deshalb ist Sinn auch subjektiv. Nicht, was nützt, was sich rechnet, ergibt Sinn, sondern das, was uns unbedingt angeht und berührt. Die Momente, in denen wir lachen, lieben, leben, spielen, tanzen sind jene, die tiefen Sinn ergeben. Die Zeit ohne uns Menschen wäre einfach ein vor sich hinfließender Strom. Erst durch uns bekommt sie Orientierung, Halt und Struktur. Durch uns wird sie zur persönlichen Zeit. Wir geben ihr Sinn, weil wir in der Zeit mit der Zeit rudern.

Deshalb mein Fazit: Wer noch in der Lage ist, Zeit wirklich zu leben, kann sich glücklich schätzen. Jedem gehört seine persönliche Zeit. Genauso wie auch jedem sein Glück, seine Liebe und sein Humor gehören. Sie werden mehr, wenn wir sie teilen. Das Leben kann so faszinierend sein, wenn man sich die Zeit dazu nimmt.

Humor und Denken

Von Routine gelangweilt, im Gedankenkarussell gefangen. Wenn der Alltagstrott einen im Griff hat, dann hilft manchmal der Humor, um das eingespurte Leben von der Schiene zu hieven und wieder Spielraum im eigenen Denken zu schaffen. Denn tatsächlich ist der Humor eine der wirksamsten mentalen Kraftquellen.

Ich brauchte nur eine passende Umgebung, die mich aus meinen gewohnten musikalischen Bahnen auf neue Lösungswege brachte. Diese fand ich in New York, wo ich den Komponisten Peter Schickele kennenlernte, dessen Humorbegabung mir schon von einigen seiner Kompositionen her aufgefallen war. Es war eine musikalische Sekundenliebe, die bereits nach den ersten Tönen in Lachsalven mündete, weil ich für ihn die Erste war, die die akrobatische Idee hatte, Kontrabass und Orgel gleichzeitig zu spielen. Daraus entwickelte sich seine Komposition, die er für mich unter dem Titel schrieb: „Gerade noch rechtzeitig dem Mülleimer entrissen. Kein Wunder – für Kontrabass und Orgel“. Schickele erfand für sich den Namen P. D. Q. Bach – eine fiktive Person, mit der er sich in die Reihe von Bachs Familie als dessen letzter Sohn platzierte. Er meinte, dass sein Vorname P. D. Q. bestens zu meinem Temperament passe, er steht nämlich für „pretty damn quick“ und bedeutet „verflixt schnell“. Jedenfalls zog er einige bekannte Melodien durch den Kakao, und ich musste folglich nicht mehr einsam, konzentriert auf meiner Orgelbank sitzen, sondern konnte endlich meine Lust am Klamauk, am Kuriosen und an der Akrobatik ausleben. Plötzlich war ich herauskatapultiert aus meinen eingeschliffenen Bahnen, konnte meinen Flausen freien Lauf lassen. Heraus kam ein Riesenspaß!

Die Fähigkeit, mental flexibel zu reagieren, hat neue Lösungsansätze zur Folge, mitunter auch Konfusionen, die aber immerhin in der Lage sind, aus Alltagstrott und Gewohnheiten auszusteigen oder Scheuklappen zu beseitigen. Plötzlich weitet sich der Blick für das große Ganze. Die Wahrnehmung öffnet sich hin zur Lockerheit, Toleranz und dem Lustprinzip. Hier setzt Gelassenheit ein. Man muss nur lange genug warten, bis man wieder den Überblick über die Situation gewinnt.

Das Gegenteil davon ist geistige Rigidität, die es für ausgeschlossen hält, dass man auch anders reagieren und denken kann. Problematisch wird es, wenn man diese Art der Selbstbeschränkung zur Tugend erklärt und zur Festung errichtet, hinter der man sich verschanzt. Eine gewisse Inflexibilität, die sich oft auch mit dem Alter einstellt, wird dann nicht einmal mehr bedauernd festgestellt, sondern als Fortschritt gepriesen. Man bleibt in seinen gewohnten mentalen Boxen, als wäre das unser Schicksal, dem man nicht entrinnen kann. Dabei spüren die meisten intuitiv, dass Freiheit wichtiger ist als Sicherheit und wichtiger als Geld. Man darf sich durchaus ernst nehmen, aber nicht so todernst, dass man sich nicht vorstellen kann, wenigstens in homöopathischen Dosen ein bisschen origineller zu denken oder ein bisschen anders zu können.

Natürlich ist niemand nur starr oder nur flexibel, aber je flexibler man sich auf neue Situationen einstellen kann, desto leichter und einfallsreicher bleibt man. Humorvoll ist die Haltung, die das Unstimmige, Schwierige, Unpassende als eine spielerische Aufforderung betrachtet, in Widerfahrnissen das Komische, Vergnügliche, Amüsante zu entdecken.

Wer an einer schwierigen Situation etwas zu lachen findet, entdeckt darin eine Möglichkeit, die darüber hinausgeht, auch wenn das die Situation nicht direkt löst oder besser macht. Aber es macht sie leichter und erträglicher. Es geht darum, Abstand zu den eigenen Überzeugungen zu gewinnen und sein Denken zu hinterfragen. Ein erster Schritt wäre, die Dinge einmal so zu betrachten, als würde man sie zum ersten Mal sehen. So öffnen sich neue Fenster, die uns neue Aussichten schenken.

9. Humor und Endlichkeit

Es war ein Sonntag, meine Eltern erlaubten mir, einen Kuchen zu backen, statt mit der Familie spazieren zu gehen. Seliges Kinderglück! Endlich allein und frei von Kontrolle. Erst klimperte ich ein wenig auf dem Klavier, dann bereitete ich den fetten „kalten Hund" zu – meinen Lieblingskuchen aus Keksen und Schokoladencreme. Der Tisch war gedeckt, die obligatorischen Kerzen angezündet, ein Wiesenblumensträußchen schmückte den Platz meiner Mutter. Ich wartete erst vorfreudig, sehnsüchtig, dann zunehmend unruhiger, bis ich irgendwann in einen schwarzen Seelenstrudel geriet, der existenzielle Dimensionen annahm. Vorher noch strotzend vor Lebenslust, tat sich jetzt plötzlich ein Abgrund vor mir auf. Was, wenn ihnen etwas zugestoßen war oder wenn sie einfach verschwunden wären? Den Kuchen könnte ich zur Not allein essen, aber sonst wäre alles für mich aus. Ein unfassbarer Gedanke!

Natürlich kamen sie zurück, aber eben später als erhofft. Obwohl nichts Schlimmes passiert war, erlebte ich einen schwierigen Prozess des Übergangs von Dur in Moll, von Gottvertrauen in Weltverlust, der mich auf die Endlichkeit und die Sorge um mein eignes Dasein zurückwarf – meine erste Erfahrung, wie krisenhaft unsere menschliche Existenz ist, weil sie uns gegeben ist und wieder genommen werden kann.

Wie kann es gelingen, den Blick auf die Zukunft zu richten, wenn uns Daseinsnostalgie und Abschiedsstimmung überfallen? Was kann man tun, wenn einem bewusst wird, dass man Abschied nehmen muss von einer Zeit, in der man geborgen schien, und einen plötzlich das Selbstmitleid überrollt? Diese lähmende Sentimentalität ruft auch Gefühle der

Vergeblichkeit auf den Plan. Wie kommt man aus dieser Melancholie heraus, wie findet man wieder Spielraum?

Ist Endlichkeit lernbar? Wissen wir der Vergänglichkeit etwas entgegenzusetzen? Es ist einfach, die richtigen Fragen zu stellen. Viele nach mir werden dasselbe tun. Ich möchte dennoch ermutigen, die Augen nicht zu verschließen und diese Erfahrung an sich heranzulassen. Unser Leben ist ein dauerndes Abschiednehmen. Alles ist vergänglich. Die Endlichkeit trifft uns nicht nur persönlich, die ganze Menschheit wird derzeit damit konfrontiert, weil die bedrohte Erde uns eine Frist setzt. Man spürt es zum Teil am eigenen Leib: Extremwetter, Überschwemmungen, Hitzewellen, Dürre und Versteppung extremen Ausmaßes. Die Natur ist zum dämonischen Spiegel unser selbst geworden. Die Zeit ist endlich und setzt uns Grenzen.

Unser Leben an sich ist endlich. Unsere Möglichkeiten, unser Glück, unsere Gesundheit, unser Schaffen, unsere Energie, unsere Ressourcen, sie alle sind begrenzt. Und so manche Grenze schaffen wir selbst, indem wir einander das Leben unnötig schwer machen. Schaue ich in Gesichter, in denen Traurigkeit und die Hoffnung, sie zu vertreiben, eingezeichnet sind, überkommt mich ein melancholisches Mitgefühl, in dem auch die Vergeblichkeit steckt. Endlichkeit heißt nicht nur, dass es einmal aufhören wird, sondern dass wir in unseren Möglichkeiten und in unserer Wahl eingeschränkt sind, dass wir durch unsere Begrenztheiten nicht nur uns selbst, sondern auch einander plagen oder im Stich lassen. Man kann es aber auch positiv sehen, weil wir durch unsere Grenzen einander ebenso Geborgenheit, Struktur und Sicherheit schenken können.

Es führt weiter, wenn wir einfach nüchtern anschauen, wie begrenzt wir sind. Das bedeutet, sich nicht zu überfordern, um Aussichtsloses oder Unmögliches von sich zu erwarten. Der

Zwang, fehlerfrei zu sein, verleugnet die Gnade mit sich selbst. Gnade bedeutet, dass wir nicht unser eigener Meister sein müssen. Wir dürfen Fragment sein. Das heißt auch, den Schmerz des Ungelebten zu akzeptieren, statt zu verzweifeln. Nicht nur gegenüber anderen, auch uns selbst gegenüber brauchen wir Güte, Demut und Humor. Dabei denke ich an eine ältere Dame, die zum Jahreswechsel meinte: „Alle Jahre wieder, 70 Jahre davon sind schon Steuern gezahlt." Selbst wenn manche Einsichten schmerzen, so führen sie weiter, wenn man sie verstehend, barmherzig und mit einem Lächeln annimmt. Die eigenen Defizite anzusehen, vor den eigenen Abgründen nicht auszuweichen macht uns barmherzig und lässt uns in unser eigenes menschliches Maß und in unsere Größe hineinwachsen. Erst das Eingeständnis persönlicher Verletzbarkeit ermöglicht ein Miteinander und tiefe Begegnungen.

Ist man bereit, die Endlichkeit anzunehmen, geschieht etwas Paradoxes: Man verliert die Angst vor der eigenen Unsicherheit, Schwäche und Bedürftigkeit. Ich selbst zum Beispiel entdecke seitdem Erstaunliches. Alles, was ich tue, wird gegenwärtig, bedeutsam und unaufschiebbar. Als wäre es das letzte Mal. Ein starkes Gefühl, das aber gleichzeitig ein jugendliches Gefühl der Neugier, des Mutes, des Humors – mitunter der Narrenfreiheit – hervorruft, als wäre alles neu, frisch und erregend. Ein Gefühl, als hätte ich mehr Schwung, Unangenehmes wegzulachen in dem Wissen: Das Leben ändert sich ja ohnehin, ob es mir passt oder nicht. Außerdem haben meine Freunde wieder mehr zu lachen, wenn ich mir selbst nicht im Weg stehe. Hauptsache, ich habe die Wahl und begreife mich als jemanden, der sich immer wieder neu erfahren und mit einem Augenzwinkern Schwächen relativieren kann.

So verknüpfen sich Endlichkeit und Humor wie zwei Fäden, die weit auseinanderliegen und dennoch an ihren

Enden zusammenkommen, um sich zu verschränken. Dieses Zusammentreffen von Endlichkeit und Humor macht stärker und mutiger, als würde es das eigene Leben kräftigen, als würde es mich in Verbindung mit der eigenen Kraft bringen. Ich werde leichter, entschlossener, mutiger, souveräner, packe die Dinge an – weil sie endlich sind. Auch, weil ich ahne, dass wir das Wesentliche ohnehin nicht „machen“ oder herstellen können: die Freiheit, die Liebe, die Freundschaft, die Vergebung, die Gnade, die Ganzheit, die Gesundheit und die Unversehrtheit. Für mich bedeutet es, einen Perspektivwechsel vorzunehmen: Statt sich auf sich und das eigene Selbst zu konzentrieren, fokussiert man auf das Wohl der anderen. „Werde philanthropisch!“, könnte die Maxime lauten. „Öffne dich für den anderen. Praktiziere mutiges Menschlichsein.“ Das hieße, dem eine andere Denkweise entgegenzusetzen, die uns einen Spielraum eröffnet, in dem wir nicht mehr Opfer sind. Dieser einfache Trick gegen schlechte Gefühle, sich diesen nämlich nicht allzu exzessiv hinzugeben, hilft manchmal tatsächlich.

Wenn man sich in schweren Zeiten auf den anderen besinnt, bedeutet das, damit aufzuhören anzuklagen, abzurechnen oder heimzuzahlen. Lassen, loslassen, zulassen sind die Grundlagen des Humors nach innen und nach außen, um das Leben zu leben, das uns erwartet. Die Wahrnehmung reinigt sich von der Selbstbezogenheit und macht frei zur Annahme dessen, was uns begegnet. Als würde die Welt neu zu uns sprechen. Die Tore der Enge öffnen sich und entlassen uns ins Freie. Wir werden durchlässiger, vitaler, schwungvoller, weil unser Ego weniger zwischen uns selbst und der Welt steht. So erfährt man, dass es mitten im Dunkeln so etwas wie ein unzerstörbares Licht gibt. Dieses Denken relativiert überhöhte Erwartungen an das Leben und Totalitätsansprüche an sich selbst: Ich soll fit sein, gut aussehen, perfekte Partnerin sein, beliebt sein, erfolgreich sein. Durch solche überzogenen Erwartungen sind Leiden vorprogrammiert, weil zum Leben auch Enttäuschungen, Leere, Niederlagen und Krankheit gehören. Wer nur Gelingen und Erfolg erträgt, gerät in Angst und Panik, doch zur Fülle des Lebens gehören beide Seiten. Sich nur eine auszusuchen, ist nicht möglich. Leben bedeutet, beides anzunehmen.

Das meint auch, die eigenen Schwächen, Unzulänglichkeiten und Konflikte ruhig anzusehen. Seine eigene Kleinheit anzuerkennen. Seiner Einsamkeit zuzustimmen. Wie kann man anders weiterleben, als sich selbst aushalten zu lernen? Anzunehmen, wie man ist, statt wie man sein sollte?

Lebenskunst bedeutet, dass man nicht blind in sein Ende läuft, sondern seinem Leben eine Form, einen Inhalt und einen Raum gibt, die den Ausdruck des eigenen Lebenssinnes darstellen. Wir gestalten unser Leben, aber das Leben macht auch etwas mit uns durch Krankheit, Verlust, Unheil und Tod. Die Last der Welt liegt nicht auf unseren Schultern. Wir können heiter Fragment sein. Es gibt unserem Leben Spiel, wenn wir selbst nicht alles sein müssen. Wir können die Arbeit aus den Händen legen, nachdem wir unseren Teil getan haben, mehr oder weniger gut. Wir müssen darüber nicht urteilen. Wir können auch darüber lächeln.

Humor und Sinn

„Du bist da, um da zu sein“, so antwortet der schwere Steinbrocken in dem Bilderbuch von Wolf Erlbruch auf die Frage: „Wozu bist du auf der Welt?“ Der Vogel zwitschert: „Um dein Lied zu singen bist du da!“ Und die Ente watschelt unbeirrt weiter: „Keine Ahnung!“ Niemand kommt um die Frage nach dem Sinn des eigenen Lebens herum. Manche suchen nach einem höheren Sinn, andere begnügen sich mit Schwachsinn unterschiedlicher Art. Da das Leben in seiner Gesamtheit zu komplex ist und wir selbst darin stecken, kann diese Frage nicht Gegenstand der Selbstbesinnung sein. Nicht, weil die Frage zu tiefsinnig wäre, sondern weil sie den Begriff „Sinn" zu weit ausdehnt. Vielleicht ist der Sinn des Lebens einfach das, was uns fehlt, wenn wir alles haben? Ähnlich könnte man auch fragen: Was ist der Sinn der Liebe? Wer nach seinem Lebenssinn fragt, hofft, von außen auf sein Leben schauen zu können und wenn nicht Gott, Schicksal, Zufall, dann eben sich selbst als Sinngeber einzusetzen, der prüfend sein Leben befragt. Mit dem Sinn ist es nicht anders als mit der Liebe. Man hat ihn nicht, sondern man ist darin. Wir können tatsächlich unser Leben in Ausschnitten immer wieder überdenken, aber hinsichtlich des Sinns des (ganzen) Lebens funktioniert das nicht, weil wir nicht über unseren eigenen Schatten springen können.

Da es auf die Frage nach dem Sinn keine Antwort gibt, wird auch verständlich, weshalb es als Reaktion auf diese Aussichtslosigkeit so viele Witze darüber gibt. Woody Allen hat diese Diskrepanz zwischen dem Allumfassenden und den banalen Nöten von uns Sinnsuchern auf den Punkt gebracht und in etwa so formuliert: „Die Zukunft hält große Chancen bereit, aber auch Fallstricke. Der Trick wird sein, den Fallstricken zu entgehen, die Chancen zu ergreifen und um sechs Uhr wieder zu Hause zu sein." Oder: „Wer sind wir? Woher kommen wir? Wohin gehen wir? Wann gibt es Abendessen?" Bei einer so großen Frage wie der nach dem Sinn mutet es seltsam oder unpassend an, dass das Allzumenschliche so naheliegt. Das hat vielleicht damit zu tun, dass in der Sinnfrage immer auch die Frage nach dem Sinn des Todes mitschwingt. Mitten im prallen Leben über den Tod nachzudenken, ist für unser Gehirn eine ziemliche Zumutung. Aber um die Mitte des Lebens, wenn man anfängt, nicht mehr jung zu sein, und erlebt, wie die Menschen um einen herum sterben, verändert sich die Sichtweise. Als Jugendliche leben wir verschwenderisch in den Tag hinein, später realisieren wir, dass unsere Tage gezählt sind und dass jeder Tag zählt. Aus dem abstrakten „Alle Menschen sind sterblich" wird plötzlich die erschreckende Erkenntnis: „Ich werde sterben." Wir begreifen allmählich nicht nur, was Endlichkeit heißt, sondern auch, dass in den Naturgesetzen nichts erkennbar ist, das uns eine besondere Stellung im Universum verleiht. Im Gegenteil, die Naturgesetze sind unpersönlich und interessieren sich nicht für uns. Das beschäftigt auch Jugendliche, die fragen: „Lohnt es sich überhaupt zu leben, wenn ich am Ende doch sterben muss?" Oder wie der amerikanische Philosoph Thomas Nagel lakonisch feststellte: Wir alle sind winzige Staubkörnchen in den unendlichen Weiten des Alls, und die Spanne unseres Lebens ist nicht mehr als ein Augenblick. Wir könnten alle jeden Moment sterben.

Dies bedeutet nun aber nicht, dass unser Leben sinnlos ist. Wir können einander das Leben erleichtern, einander lieben, nach Kräften unterstützen und versuchen, mit Bescheidenheit, Humor und List unser Schicksal gleichsam anzulachen. Humor meint nicht die Überzeugung, dass alles gut ausgeht, sondern dass das, was geschieht, Sinn ergibt, selbst dann, wenn es nicht gut endet. „Wir nehmen uns ernst, ob wir nun ein ernstes Leben führen oder nicht", folgert Nagel.[18] Es bleibt uns also nichts anderes übrig, als die große Sinnfrage in kleine Fragen zu überführen, die für uns denkbar und beantwortbar sein können. Wir Menschen können neben uns treten und uns selbst betrachten. Wir sind nicht nur Darsteller, sondern auch Zuschauer unseres Lebens. Eine Freundin schrieb mir als Quintessenz ihrer Lebensregeln: „Das Leben ist der wichtigste Teil des menschlichen Daseins." Ähnlich prägnant formuliert es die englische Komikertruppe Monty Python in ihrem Streifen „When Mary met Sally“. Am Ende des Films wird einer Fernsehmoderatorin ein goldener Umschlag überreicht, der den Sinn des Lebens enthalten soll. Sie öffnet ihn und liest vor: „Versuchen Sie, nett zu anderen zu sein, vermeiden Sie fettes Essen, lesen Sie hin und wieder ein gutes Buch, verschaffen Sie sich genügend Bewegung und bemühen Sie sich, mit Menschen aller Nationen und Religionen in Frieden und Eintracht zusammenzuleben.“ So einfach kann es sein – oder doch nicht? Zumindest wollten Monty Python nicht nur komisch daherkommen, eher lese ich darin, dass uns kaum anderes bleibt, als uns bewusst ins tätige Leben zu stürzen.

Mit dem Sinn geht es uns ähnlich wie mit unserem Herzen. Es macht auch nicht ständig auf sich aufmerksam. Natürlich gibt es Menschen, die ständig nach innen horchen, aber das fällt dann unter die Kategorie „Herzneurose“. Daher haben es diejenigen mit dem tätigen Umsetzen von Sinn schwer, die hypochondrisch an der allumfassenden Sinnfrage kleben, weil sie ständig über ihren eigenen Schatten springen wollen und vor lauter Nachdenken kaum zum Leben kommen. Sie sind vergleichbar mit den erwähnten Hypochondern, die ständig mit ihrer Gesundheit beschäftigt sind und dabei übersehen, dass Gesundheit in der Verborgenheit lebt. „Wer beobachten will, kann nicht mitspielen“, so die Schlussfolgerung, frei nach Wilhelm Busch.

Heißt das nun, dass wir, wie es der Philosoph Odo Marquard empfahl, in Sachen Sinn einfach bescheidener werden sollten? Sind wir heute zu sinnhungrig? Erwarten wir zu viel Sinn und sind deshalb so leicht zu enttäuschen? Ich glaube eher, dass unser Sinnhunger wegen der überwältigenden Menge von Sinnersatzstoffen, Ablenkungen und Zerstreuungen durch oberflächliche Täuschungsmanöver nicht mehr zu stillen ist. Wir wollen keine Sinnsurrogate, wir wollen Sinn.

Gerade deswegen meldet sich der Hunger so unüberhörbar, weil er sich nicht mehr durch Täuschungen, Abkürzungen oder Ersatzstoffe in die Irre führen lassen will.

Mir wurde eine E-Mail aus den USA zugespielt, die ich etwas verändert übersetzt weitergebe. Sie greift das Phänomen auf, dass sich der Sinn oder die Definition von Sinn über unsere Lebensspanne verändert. Hier geht es vor allem um die weibliche Sicht darauf. Auch wenn sie als Erheiterung gedacht ist, so trifft sie doch im Kern, wie dieser Sinnwandel von Frauen erlebt wird.

Frauensinn

Mit 3 Jahren: Sie schaut sich an und sieht eine Königin.

Mit 8 Jahren: Sie schaut sich an und sieht Aschenputtel.

Mit 15 Jahren: Sie schaut sich an und sieht eine hässliche Doppelgängerin: „So kann ich unmöglich in die Schule gehen!"

Mit 20 Jahren: Sie schaut sich an und sieht: zu dick/zu dünn, zu klein/zu groß, zu glatt/zu lockig. Sie macht sich zurecht und geht trotzdem aus.

Mit 30 Jahren: Sie schaut sich an und sieht: zu dick/zu dünn, zu klein/zu groß, zu glatt/zu lockig, aber sie entschließt sich, trotzdem auszugehen, obwohl sie keine Zeit hat, sich zurechtzumachen.

Mit 40 Jahren: Sie schaut sich an und sieht: zu dick/zu dünn, zu klein/zu groß, zu glatt/zu lockig und sagt sich: „Wenigstens bin ich sauber" und geht trotzdem aus.

Mit 50 Jahren: Sie schaut sich an und sieht: Ich bin, und geht dorthin, wo sie hingehen will.

Mit 60 Jahren: Sie schaut sich an und denkt an all diejenigen, die sich nicht mehr im Spiegel sehen können. Sie geht aus und erobert die Welt.

Mit 70 Jahren: Sie schaut sich an und sieht Weisheit, Lachen und Können, geht aus und genießt das Leben.

Mit 80 Jahren: Sie hat keine Lust mehr, zu schauen. Sie setzt sich einen violetten Hut auf, geht aus und amüsiert sich köstlich.

Vielleicht sollten wir alle viel früher den violetten Hut aufsetzen.

Weise altern

Meine Botschaft heißt trotz allem: Es ist schön, älter zu werden. Nur schade, dass dabei der Körper in die Binsen geht, und wir deshalb hilfsbedürftiger werden, als es uns lieb ist. Grund genug, ironisch, fatalistisch, stumm oder weise zu werden. Aber warum klagen? Man gewöhnt sich an seinen Körper. Die Tiere klagen auch nicht über ihr Alter, sie sterben einfach.

Selbst wenn man die Erfahrung macht, dass man sich im Alter nicht mehr wesentlich verändert, kann man immerhin lernen, es zustimmend friedvoll anzunehmen. Wer ein Leben lang zu kurz gekommen ist und wem das Leben die Liebe vorenthalten hat, die er sich gewünscht hätte, dem fällt die nötige Gelassenheit und Heiterkeit mit sich selbst schwer. Die Gefahr ist, dass man sich selbst Mittelpunkt wird, die Welt nur aus der eigenen Perspektive beurteilt und sich selbst zum Maßstab aller Dinge macht.

Älterwerden bietet aber auch eine große Chance, sich endlich zu erlauben, so zu leben, wie es einem selbst gefällt, eigen zu sein, um an das heranzukommen, was einem wesentlich ist. Altwerden heißt nämlich nicht automatisch geistiger Stillstand oder dass man sich festkrallt am Hergebrachten. Selbst Skeptiker geben zu, dass Ältere im Denken oft frecher, pfiffiger und im Handeln unkonventioneller sind als viele angepasste, karrierebewusste Junge. Vor allem haben wir im Alter mehr Zeit und die Freiheit, sie zu nutzen, wenn wir bereit sind, durch Lachen, Staunen, Eigensein diese neue Freiheit anzunehmen. Ein Luxus, von dem wir früher nur träumen konnten. Den vorhersagbaren Verfall des Körpers haben wir zu akzeptieren, aber muss man ihn den Alten ständig unter die Nase reiben? „Was, du fährst noch immer Auto?" „Schwimmst du noch immer regelmäßig?" „Gehst du noch tanzen?" Natürlich werden die Hirnzellen nicht jünger, aber sie können noch ordentlich zulegen, was Humor, Lernfähigkeit, Kombinationsgabe und Fantasie betrifft.

Älterwerden heißt, sich freizumachen von Zwängen, sich zu erlauben, selbstbestimmt zu sein. Mehr noch: sich selbst und andere zu lieben und überhaupt dieses spannende, furchtbare, herrliche, verrückte Leben. Gern denke ich an diese 80-Jährige, die jetzt noch Spanisch lernen wollte und den Bedenken ihrer Enkelkinder listig entgegnete: „Das möchte ich selbst beurteilen!"

Humor verändert das Denken – auch und gerade beim Älterwerden. Man denkt klarer, prägnanter und gewinnt eigene Konturen – sein eigenes Gesicht. Das hängt mit biologischen Prozessen zusammen: Der Körperschwerpunkt sinkt nach unten ins Becken. Wir ruhen mehr in der „Küche des Seins", wo es brodelt, gärt, verdaut und köchelt, als im Obergeschoss des Handelns. Man gewinnt an Tiefe, denkt differenzierter und lacht präziser. Niemand nimmt einen mehr an die Hand, und die Hoffnung, dass es jemanden gibt, der „es schon richten wird", schrumpft. Man wird selbst zum Wegweiser und gleichzeitig wieder ein wenig zum verspielten Kind, in dem Wissen, dass sämtliche Werte relativ sind. Dazu gehört, mit anderen auf Augenhöhe zu kommunizieren, was sich mit den Elementen des Humors bestens verträgt.

Humor beginnt immer bei einem selbst, indem man die Dinge entspannter sieht, weil man sich mehr denn je der Vergänglichkeit seiner Erfahrungen und seines Wissens bewusst ist. Man verliert die Arroganz der Bewertung anderer, weil man sich besser mit sich selbst auskennt. Und weil man erkannt hat, dass man niemanden mehr abwerten könnte, wenn man alles voneinander wüsste. Wer seine Mitmenschen mag, gibt seine Erfahrungen und sein Weltverständnis mit einem Lächeln weiter – nicht von oben herab.

Die Zukunft wird als ein immer kürzer werdender Zeitabschnitt empfunden, aber dafür gewinnt die Gegenwart an Präsenz und Bedeutung. Diese herrlichen kleinen Sündenfälle – die weinselige Runde auf dem Balkon, die luxuriöse Langeweile werktags, wenn die anderen schuften, nackt baden im See, barfuß tanzen. Lauter kleine Leuchtfeuer der Subversion und der Bewegungs- und Denkfreiheit, die sagen: Ich bin es mir wert!

Weise altern heißt: stimmig sein. Nicht tun müssen, was man nicht tun will, sich von innen nach außen kehren, statt sich von außen bestimmen zu lassen. Mit den Pfunden wuchern, die man hat. Weder stehen bleiben noch sich verbiegen, sondern etwas aus dem machen, was sich nicht ändern lässt. So kann es tatsächlich zu dem paradoxen Effekt kommen, dass die Einsicht in das Unabänderliche gerade die Möglichkeit zu Wandel schafft.

Weisheit – wissen, was zählt – ist eine Gabe, die man sich nicht selbst zuschreiben kann. Es sind die anderen, die beurteilen, ob man sie lebt und teilt. Doch die schönste Haltung, die einen weise altern lässt, ist für mich zweifelsohne der Humor im Sinne einer Bewegung, die einen mit sich selbst, dem eigenen Inneren und verbunden mit anderen unterwegs sein lässt. Aber eben nicht gehetzt, laut, getrieben, sondern eher entspannt, ermutigend, geschmeidig und auf leisen Sohlen.

Ein sanftes „Dennoch“ gegen die Zumutungen, Herausforderungen und Härten des Älterwerdens ist für mich eine der wichtigsten Vermögen und Qualifikationen. Dabei denke ich an die robuste alte Dame, die trotz ihres Leidensweges bekennt: „Ich lasse mir das Leben trotzdem nicht vergällen, auch wenn ich bisher aus keiner Klinik unoperiert herausgekommen bin. Bei mir haben sie immer etwas gefunden, das raus muss. Aber ich habe gelernt: Lachen ist der kürzeste Weg, sich mit dem Gemetzel abzufinden."

Ich übe täglich dieses Sich-Abfinden mit dem, was ist. Jeden Morgen, das ganze Jahr hindurch, schwimme ich im Teich und lache über mich selbst, wenn sich über mir das Firmament spannt und sich in mir mein innerer Schweinehund meldet, der gern kneifen möchte. Es braucht Überwindung, aber die dabei gewonnene Beherztheit und Gelassenheit übertragen sich auf sämtliche Lebensbereiche. Es ist mein religiöses Ritual. Auch wenn ich es nicht genau beschreiben kann: es wirkt. Wie wäre ich den Herausforderungen der letzten Jahre anders gewachsen gewesen, mich auf Überraschungen und Herausforderungen einzulassen, mich mit Jüngeren auseinanderzusetzen, meinen Platz in einer auf Jugendlichkeit und Schönheit versessenen Gesellschaft zu behaupten, wenn es nicht diese tägliche Selbstüberwindung gegeben hätte? Eine Bekannte meinte zu meiner Gewohnheit: „Innere Werte sind ja ganz gut und schön, aber mir ist mein Sofa lieber als diese Härtetests."

In der Resonanz zu den vielen Liebesmöglichkeiten, die dieses Leben bietet, entscheidet sich, was aus uns wird. Noch ist es nicht zu spät, die unzähligen Spielarten des Humors zu leben und mit einem Augenzwinkern so zu sein, wie man gern wäre. „Aber man muss dem Auge auch was zu bieten haben", ergänzte die Bekannte.

Humor und Verlust

„Die Quelle des Humors ist nicht Freude, sondern Trauer", schrieb Mark Twain. Für viele ist es unvorstellbar, nach dem Tod eines Nächsten zu lachen. Dabei ist der Humor gar nicht selten, stellte der Psychologieprofessor George Bonanno fest und meint: „Wir halten Trauer viel besser aus, als wir meinen. Der Mensch ist ein widerstandsfähiges Tier … fantastisch im Umgang mit Stress und unglaublich schnell anpassungsfähig."[19] Viele glauben, es bliebe für immer so, wenn uns etwas Schlimmes widerfährt. Tatsache aber ist, dass sich unser Gefühl ständig wandelt. Bonanno beschreibt, wie er am Tag der Terroranschläge (11.9.2001) auf das New Yorker World Trade Center in eine Videothek ging, um sich einen Film auszusuchen. „Etwas Lustiges ohne Blut. Ein bisschen Verdrängung schadet nie." Schon rein physiologisch wäre es gar nicht möglich, dass wir wochenlang in der gleichen Emotion stecken bleiben. Auch nach Verlusten pendeln wir ständig zwischen unterschiedlichsten Gefühlen. Wer es schafft, auf diesen Trauerwellen zu surfen und sich mit ihnen hinein- und wieder herauszubewegen, hat bessere Chancen, den Verlust zu bejahen und mit ihm zurechtzukommen.

Es mag paradox klingen, aber positive Gefühle und Trauer schließen sich nicht aus. Menschen, die trauern und dennoch lachen können, können den Verlust besser verarbeiten. Das hängt auch damit zusammen, dass man sich Resilienz aneignen kann, indem man positive, optimistische Strategien einübt, wie Bonanno in seinen Langzeitstudien belegen konnte. Lachen sorgt dafür, dass wir eine Pause vom Verlustschmerz erleben, und sei es nur für einen Augenblick. Wir atmen wieder durch, kommen in Fluss und sind wieder ganz und anders da als vorher. Lachen bringt uns wieder in Kontakt mit unserer Kraft und mit uns selbst, als hätten wir ein wenig Brausepulver im Blut. Lachen kribbelt und belebt.

Es gibt keinen richtigen und keinen falschen Umgang mit der Trauer und dem Verlust, weil es eine persönliche Erfahrung ist, die jeder für sich selbst durchlebt. Letztlich geht es darum, mit endgültig unerwiderter Liebe leben zu lernen. Dennoch gibt es Erfahrungswissen, dass Trauer mit der Zeit milder wird, dass Rituale helfen und dass Menschen Widerstandsfähigkeit besitzen, um Krisen zu meistern und sich wieder zu erholen. Sich nicht hypnotisieren zu lassen vom Leid, die Spontaneität und die Hoffnung immer wieder gewinnen zu lassen, das ist Lebenskunst, die einen oft selbst überrascht. Mein Credo dazu ist: „Lass dich nicht leben – lebe dich selbst!" Dazu fällt mir eine Begegnung mit einem Jungen ein, dem ich erzählte, dass ich meinen Mann verloren hatte. Er meinte daraufhin: „Komm, wir gehen ihn suchen!"

Es ist nicht jedem gegeben, mit Verlusten gelassen umzugehen. Aber wer sie erleidet, dem kommen Rituale zur Hilfe, selbst in der tiefsten Trauer – der Leichenschmaus, das gemeinsame Abendessen mit Freunden, der bestellte Garten, die Musik, das Schreiben. Oder wie der Kabarettist Fritz Eckenga nüchtern-pragmatisch empfahl: „Draußen hängt die Welt in Fetzen – lass uns drinnen Speck ansetzen." Tatsächlich gibt es Trauernde, die in dieser heiligen Zeit der Trauer ausgiebig kochen oder Kochbücher studieren. Trotz der Betäubung durch den Schmerz hat es ihnen dann immerhin nicht den Appetit verschlagen.

Unserer Endlichkeit ins Auge sehen zu lernen heißt, unsere Wichtigkeit zu relativieren, uns selbst auf den Arm zu nehmen und in einsamen Zeiten uns selbst in den Arm zu nehmen. Die Endlichkeit gilt auch für uns selbst, denn nicht nur das Leben der anderen ist kurz. Durch Verluste begreifen wir diese Endlichkeit und fangen an, bewusster zu leben. In diesem Sinn sind es unsere Verluste, die uns helfen, wahrhaft zu leben. Vielleicht fangen wir überhaupt erst an zu leben, wenn wir am eigenen Leib erfahren, dass das Leben endlich ist.

Lachen und Sterben

„Alle werden dicker, nur ich werde immer weniger“, sagte eine sterbende Freundin schmunzelnd in ihren letzten Stunden. Lachen angesichts des Großen, Unheimlichen, wenn die Todesangst in Komik umschlägt, das ist für viele sicher ungewöhnlich. Sich seiner Sterblichkeit bewusst zu werden, trifft wohl jeden hin und wieder. Dazu braucht es weder Bungee-Jumping, Bergsteigen noch Sterbeseminare. Es geschieht einfach im Alltag, zum Beispiel, wenn der Wellensittich, die Katze, der Großvater, eine Sucht oder eine Liebe stirbt. Dann dämmert es einem allmählich, dass dies irgendwann einmal auch das eigene Schicksal sein wird.

Die Verbindung von Sterben und Lachen ist eines der letzten Tabus in unserer Gesellschaft. Wir sollten uns nicht scheuen, auch in Grenzsituationen komisch zu sein, meinte Viktor Frankl. Gerade an dieser letzten Schwelle des Übergangs brauchen wir Wegbegleiter, die uns bei der Grenzüberschreitung zur Seite stehen. Um den Kreislauf von Angst und Sterben erträglich zu machen, beschreibt Frankl als Erfahrung aus seiner Praxis als Psychiater, wie er die Kraft des Humors, Distanz zu schaffen, nutzte, indem er der Angst sozusagen den Wind aus den Segeln nahm. Er brachte seinen Patienten bei, sich über die Situation zu stellen und sie auf humoristische Art von oben her anzuschauen, indem er es ihnen selbst auch vorspielte. Dazu meinte er: „Man lächle ruhig über diese Art … er selbst (der Patient) wird auch lächeln – und damit haben wir ‚sein Spiel' irgendwie auch schon gewonnen."[20]

Sterben ist eine Grenzerfahrung, aber auch im Sterbeprozess gibt es Augenblicke der Entspannung, Lücken und Lichtblicke, in denen das Tonnenschwere leichter wird. Ich habe es selbst beim Sterben meines Mannes erlebt: Als ich vom gewohnten morgendlichen Schwimmen zurückkam umarmte ich ihn schlotternd vom kalten Teich ein letztes Mal. Da blitzte plötzlich ein Lächeln auf, weil er mich wohl noch einmal „unerträglich gut gelaunt" empfand, wie er mein tägliches Schwimmen stets kommentierte. Diese Erfahrung zeigte mir eindrücklich, wie Menschen, die in ihrem Leben zur Liga der Humorvollen gehörten, auch im Sterben den Humor bewahren. Es gibt im Sterben leichte Momente, für die man sich nicht schämen muss. Gerade sie zeigen, dass sich hier eine Lücke auftut, in der wir die Gewalt, die mit diesem Akt verbunden ist, relativieren und sogar anlachen. Vielleicht muss man sogar lachen, um nicht im Weinen unterzugehen. Wir wissen, wie nahe Lachen und Weinen beieinander liegen, wie eines ins andere übergehen kann. Gerade bei Kindern ist das oft zu beobachten. Beides ist ein Überlebenselixier, beides verwandelt festgefahrene Situationen in weniger schmerzhafte und erträglichere.

Lachen entsteht an Grenzen. In der Ausweglosigkeit. Dort, wo nichts mehr geht. Wo der Weg zu Ende geht: „Wenn alle Stricke reißen, hänge ich mich auf." Sterben ist eine höchst individuelle Grenze, die man nur verstehen kann, wenn man die Person sieht, die sie erleidet, deren Dasein ein Ende nimmt: ihre Vitalität, ihre Widersprüche, ihre Umwege, ihre Daseinsanstrengung und ihren Humor. Womöglich entfaltet sich der Humor besonders dort, wo er Schwarz trägt. Er lebt nicht nur vom Schönen, sondern auch an den Orten, wo Auswege zu Sackgassen geworden sind. Humor ist ein Ausweg, weil er der

Verzweiflung ein Lachen schenkt, selbst wenn es ein verzweifeltes Lachen ist. Humor angesichts des Sterbens ist nicht lustig, weil er missverstanden werden kann, als würde man die Wirklichkeit nicht ernst nehmen. Sondern weil er es ermöglicht, Sinn zu entdecken, in der existenziellen Misere einen anderen Blickwinkel zu finden. Immerhin kann er ein Ausweg sein für jene, die einen Sinn für Verwandlung, Fantasie und Möglichkeitssinn haben. Dazu meinte ein Freund am Ende seines Lebens: „Wer zuletzt lacht, stirbt wenigstens fröhlich."

Niemand hat so viel Komisches über das Sterben geschrieben wie Woody Allen in seinem Buch „Getting even". „Es ist unmöglich, unvoreingenommen seinen eigenen Tod zu erleben und dabei ruhig weiterzusingen", schreibt er beispielsweise. Oder: „Was wäre, wenn alles nur eine Illusion wäre und nichts existierte? In diesem Fall hätte ich für meinen Teppich definitiv zu viel bezahlt." In diesen Sätzen zeigt sich logischer Widersinn, weil unpassende Dinge zu einem Ganzen zusammengefügt werden. Diese Paradoxien reizen zum Lachen, weil womöglich gerade das Paradoxe uns bei Grenzüberschreitungen zur Seite stehen kann, um das Schmerzhafte zu mildern. Was macht der Humor? Er versucht einfach, das Unfassliche in eine unabsichtlich komische Welt zu überführen – und sie sogar zu bejahen und gutzuheißen. So erklärte Karl Valentin einmal auf die Frage, ob er wisse, dass Herr Maier gestorben sei: „Deswegen sieht man ihn jetzt so selten!" Solche Sätze sprengen den normalen Zusammenhang und geben dem Unerklärlichen, Unerträglichen einen Sinn, der uns aus unseren gewohnten Denkmustern befreit, weil er die Realität spielerisch überzeichnet. Dem Humor gelingt es, all das zu relativieren, was unserer Überzeugung nach schrecklich, katastrophal, unsagbar ist, nicht etwa, indem es uns ausgeredet, sondern indem es aus einer unerwarteten, konträren Perspektive beleuchtet wird. Auf diese

Weise wird die Herrschaft der katastrophierenden Gedanken gebrochen und durch Absurdität entlarvt, bis wir schließlich lachen.

Humor und Weisheit

Was macht das Leben lebenswert? Man kann das nicht generalisieren. Aber für mich ist es die Weisheit, die uns mit faszinierender Einfachheit und Leichtigkeit dort entgegentritt, wo Menschen einander verstehen, wo man sich selbst versteht und füreinander Positives bewirkt. Der Humor gehört wesentlich zur Weisheit, weil er nicht nur eine Haltung des Geistes, sondern auch eine Herzenshaltung ist. Miteinander zu lachen und freundlich zu sein hat eine seelische und spirituelle Bedeutung und geht einher mit einer Haltung zum Leben, mit der wir einander wohlwollend und liebend begegnen. Wäre ein Weiser ohne Humor überhaupt ein Weiser?

Weisheit kann man nicht wie Wissen anhäufen, sie ist eher eine Gabe oder eine Erfüllung. Weisheit begegnet uns täglich, bei der Arbeit und im Austausch mit anderen. Nichts ist zu gering oder zu unbedeutend, dass es nicht ein Ort der Weisheit sein könnte. Am nächsten ist mir die alte Sufi-Weisheit: „Auch das wird vorübergehen." Wie oft hat sie schon gegen irdischen Kummer und bei Strapazen geholfen. Oder wie mein Findelkind meinte: „Lieber einmal beschissen werden, als immer misstrauisch zu sein." Weisheit hat mit der Unbefangenheit, Schlichtheit und Anmut zu tun, die man Kindern nachsagt. Und mit Staunen. Wer staunen kann, ist auf dem besten Weg zu einer weisen Lebenseinstellung. Ein junger Mann, der mir immer wieder versicherte, dass er belastet sei wegen seiner ununterdrückbaren Begabung als Komödiant, meinte einmal: „Dass es mich gibt, ist doch der Beweis, dass der Gott Humor hat." Und als er wegen permanenten Störens von der Schule verwiesen wurde, staunte er: „Zwei Unglücke kommen selten allein."

Man sagt, mit dem Alter komme die Weisheit. Aber nicht jeder alte Mensch ist weise. Weisheit ist eingebunden in eine grundlegende Haltung der Welt gegenüber, die mit Wissen, Erfahrung und einer reifen Lebensweise zusammenhängt. Gerade wenn es mühsam wird, schleichen sich oft Gedanken ein, die einem die Freude am Leben vermiesen, weil man sich in diesem unendlichen Weltall überflüssig und klein fühlt. Andererseits kann man sich zugestehen, dass man immerhin versteht, was es heißt, in diesem Weltall als kleiner Mensch zu leben und eine Vorstellung von der Unendlichkeit zu haben. Weisheit und somit auch Humor beginnen da, wo wir merken, dass wir unsere ganz eigene Wahrnehmung und Lebenssituation, unser eigenes Verständnis haben, in denen wir uns im unendlichen Ganzen erleben und aufgehoben fühlen.

Das Gegenteil von Weisheit ist die Dummheit. Der Humorist Wilhelm Busch ist bekannt dafür, dass er sich an den Dummheiten anderer erbaute: „Dummheit, die man bei andern sieht, wirkt meist erhebend aufs Gemüt." Eine interessante Einsicht: Dumm sind also immer nur die anderen. Daraus folgere ich, dass man Dumme daran erkennt, dass sie sich selbst nicht für dumm halten. Verdanken wir womöglich der Dummheit, dass wir durch sie die Weisheit lernen? Die Weisheit, einfühlsam und tolerant zu sein, Geduld und Nachsicht zu praktizieren, bescheiden und freundlich aufzutreten und vor allem gelassen zu bleiben in komplexen, vertrackten Situationen. Vielleicht ist es angemessen, die Weisheit mit Lebenskunst gleichzusetzen. Eine Kunst, die nicht die Wirklichkeit verlacht, sondern verbunden ist mit Menschlichkeit und Solidarität im Leiden an dieser Welt, die sich durch die Zustimmung im Humor ausdrückt.

Lebenskunst und Lachen gehören zusammen. Im Lachen sind wir imstande, die Wirklichkeit infrage zu stellen und zu überschreiten. Deshalb ist das Lachen ein Schlüssel zu uns selbst, da es mehr noch als die Sprache unser wahres Wesen verrät. Ist es nicht so, dass Menschen besonders in Krisen ihre Menschlichkeit im Lachen und Weinen noch beredter ausdrücken als dort, wo sie sprechen?

Mit der Weisheit vertraut zu werden bedeutet, die Sprache der Seele zu lernen und sein Selbstverständnis immer weiter zu vertiefen. Für mich gehört zur Weisheit die Güte. Ich kann mir nicht vorstellen, dass man weise wird ohne die Güte des Verzeihens, der Barmherzigkeit gegenüber den eigenen und den Schwächen anderer. Weisheit ist nicht laut. Mitunter ist sie eine leise Stimme, die um unsere innere, brüchige Vielfalt weiß und mitfühlend fragt: „Wie wäre es mit einem Lächeln?" Sie wächst aus den täglichen Aufgaben und Ritualen, aus der Schönheit der einfachen Dinge, aus dem Respekt, mit dem wir einander begegnen, einander in Freiheit sein lassen, und dem Humor, der unsere Ansprüche und Selbsttäuschungen relativiert. Weisheit gedeiht dort, wo wir uns selbst Fehler und Unzulänglichkeiten eingestehen und uns in unserem Denken, Wollen und Fühlen verstehen.

Alles grelle, laute Lachen vergeht so schnell, wie es kommt. Lieber ist mir das warme, herzliche Lachen oder Lächeln über die kleineren Überraschungen, über die Gleichzeitigkeit von Konfusion und Lösung, über die Akzeptanz der eigenen Widersprüchlichkeit, das erfreuliche Miteinander, die kleinen Gesten, die die Welt verändern.

Nachwort

Wer sich den Ereignissen nicht ausliefern möchte, braucht jetzt mehr denn je Zuversicht und Humor. Wir brauchen Inseln, die unversehrt bleiben, auf denen es gutes Leben geben kann, wo wir aufeinander achten, einander versöhnlich begegnen und uns nicht überwältigen lassen.

Humor und Lachen sind das, was das Leben wärmt und hält. Ein Mantel, der uns vor dem Erfrieren rettet, eine Hand, die uns streichelt oder kitzelt, ein Balsam, der unseren Schmerz lindert, ein Taschentuch, das unsere Tränen trocknet, ein Lebensmittel, das uns nährt. Wo man miteinander lacht, da ist man zu Hause. Wer lachen kann, ist nicht einsam. Das Lachen ist wie das Atmen – ein essenzieller Lebensausdruck. Was bleibt, wenn einem alles genommen wird? Der Humor und das Lachen. Jeder Tag ist gerettet, an dem man gelacht hat. Ist nicht letztlich alles zum Lachen angesichts des Todes?

Von Einstein soll der Gedanke stammen, dass es zwei Weisen gäbe, sein Leben zu leben. Entweder, als wäre nichts ein Wunder oder so, als wäre alles ein Wunder. Ich bevorzuge die zweite Möglichkeit, da sie meinem Wesen entspricht. Die Wunder liegen für mich in den großen und kleinen Schönheiten dieser Welt. Der Sternenhimmel, der uns erschauern lässt; der Rhythmus des Meeres mit seiner Unergründlichkeit, die unsere eigene Tiefe anklingen lässt; die Berge, die uns an unsere eigene Würde erinnern; das glucksende Lachen eines Kindes; das zärtliche Streicheln eines Liebespaares. Wenn wir uns nach dem ausstrecken, was uns überschreitet und unsere Gefühlstiefe zum Klingen bringt, sind wir verbunden mit dem Größeren, aus dem sich auch unser Humor speist. Ein Raum, in dem wir freier fühlen, hören, sehen und denken.

Humor lässt uns aus der Zeit heraustreten und etwas finden, das uns hoffen lässt. Vielleicht bannt uns das Lachen nur einen Moment, ab und zu oder immer wieder. Vielleicht wandelt es uns, weil es uns wie das Meer weltweit miteinander verbindet und über Kulturen hinweg wirkt. Es ist und bleibt eine kostbare Gabe.

Man könnte ohne WLAN, ohne Handy, ohne Fernsehen leben, aber nicht ohne das gemeinsame Lachen. Wir müssen nicht lachen, aber wir können lächeln im Wissen, dass das Leben uns lebt. Deswegen mein bescheidener Vorschlag als Einstieg in die Kunst des Humors: zuversichtlich bleiben, ohne wegzusehen; hoffnungsvoll sein, aber nicht naiv. Und vor allem: sich mit anderen austauschen und verbinden. Der alltagstaugliche Ratschlag, den ich gebe, heißt deshalb ganz schlicht: Wie wäre es, wenn wir uns darauf besinnen, freundlich miteinander umzugehen? Freundlichkeit kann man üben. Nicht im platten Sinn von „Seid nett zueinander!", sondern mit Neugier und Zugewandtheit als Plattform für den Humor. Humor vergrößert unseren persönlichen Raum und ist ein wesentlicher Schritt heraus aus der Kälte und Gleichgültigkeit, die so viele heutzutage beklagen. Warum? Weil der Humor Angst und Misstrauen entmachtet, aggressionshemmend wirkt und die affektive Verbundenheit stärkt. Manchmal wird die Welt nur durch ein Lachen zu einem freundlichen Ort. Mitunter rettet ein schelmischer Blick, ein pfiffiger Satz oder eine freundliche Hand.

Wer hat es schöner gesagt als der kleine Prinz im gleichnamigen Buch von Antoine de Saint-Exupéry, der beim Abschied den Piloten mit dem Hinweis tröstet, dass er aufschauen soll zu den Sternen, denn auf einem dieser Sterne sei er selbst und lache: „Deine Freunde werden erstaunt sein, wenn sie sehen, dass du den Himmel anblickst und lachst.

Dann wirst du ihnen sagen: ‚Ja, die Sterne, die bringen mich immer zum Lachen'."[21]

Ich schließe mit einem erleichterten Lachen, denn jedes Buch hat seine gute Seite – die letzte.

Anmerkungen

1 Zitat aus: „Der Rosenkavalier“, Libretto zur gleichnamigen Oper von Strauss/Hofmannsthal, Uraufführung 1911, 1. Akt.
2 Bieri, S. 81f.
3 Börne, S. 202.
4 Vgl. Plessner, S. 366.
5 Kant, S. 63.
6 Schnabel, S. 229f.
7 Frankl, S. 71.
8 NZZ vom 25.7.2007.
9 Steffensky, S. 9.
10 Allen, S. 30.
11 Daniel Kahneman, Barbara Mellers, Income and emotional well-being: A conflict resolved, edited by Timothy Wilson, University of Virginia, Charlottesville, March 1, 2023, 120 (10), https://orcid.org/0000-0003-0290-1403 mattkil@upenn.edu, https://doi.org/10.1073/pnas.2208661120
12 Klocke, S. 127.
13 Petzold, S. 9.
14 Provine, 1ff.
15 Zittlau, J.: Beim Lachen geht es um Sex, Macht und Gemeinschaft, in: Die Welt, 23. Dezember 2010.
16 Paul Rudd im Interview mit Johannes Dudziak, ZEITmagazin Nr. 7/2023, 8. Februar 2023.
17 Börne, S. 202.
18 Nagel, S. 2.
19 Bonanno, S. 48f.
20 Frankl, S. 59.
21 Saint-Exupéry, S. 90.

Literatur

Allen, W., Getting even (Deutsch: Wie du dir, so ich mir). München 1978

Berger, P. L., Erlösendes Lachen. Das Komische in der menschlichen Erfahrung. Berlin, New York 1998

Bieri, P., Wie wollen wir leben? St. Pölten, Salzburg 2011

Börne, L., Ludwig Börnes Gesammelte Schriften. München 2020

Bonanno, G. A., Die andere Seite der Trauer. Verlustschmerz und Trauma aus eigener Kraft überwinden. Bielefeld, Basel 2012

Bossart, Y., Trotzdem lachen. Eine kurze Philosophie des Humors. München 2022

Erlbruch, W., Ente, Tod und Tulpe. München 2007

Frankl, V. E., Grundriß der Existenzanalyse. In: v. Gebsattel, F., Schultz, H., (Hg.), Handbuch der Neurosenlehre und Psychotherapie, Band III. München 1959

Frankl, V. E., Trotzdem Ja zum Leben sagen. Ein Psychologe erlebt das Konzentrationslager. München 1977

Freud, S., Der Witz und seine Beziehung zum Unbewussten. Der Humor. Berlin 1992

Gutknecht, T., Bennent-Vahle, H., Schmalfuß-Plicht, D., Humor und Philosophie – eine ernste Angelegenheit? Philosophische Praxis und der Humor. Jahrbuch der IGPP, Bd. 8, Berlin 2020

Haller, R., Verrücktheiten. Warum wir verrückt sein können, ohne verrückt zu werden. Graz 2023

Kant, I., Kritik der Urteilskraft. Hamburg 1963

Klocke, P., Kühe grasen nicht, sie sprechen mit der Erde. München 2015

Marquard, O., Endlichkeitsphilosophisches. Über das Altern. Stuttgart 2013

Moody, R. A., Lachen und Leiden. Über die heilende Kraft des Humors. Hamburg 1979

Morreal, J., Humor works. Amherst 1997

Morreal, J., Comic relief. A comprehensive philosophy of humor. Oxford, Chichester 2009.

Nagel, T., Was bedeutet das alles? Eine kurze Einführung in die Philosophie. Stuttgart 2013

Petzold, H., Die Wiederentdeckung des Gefühls. Emotionen in der Psychotherapie und der menschlichen Entwicklung. Paderborn 1995

Provine, R. et al., The critical human importance of laughter, connections and contagion. In: Philosophical transactions, R. Soc. Phil. Trans., B 377, 2022
Saint-Exypéry, A. de, Der kleine Prinz. Wien 2000
Schlicksupp, H., Humor als Katalysator für Kreativität und Innovation. Würzburg 2008
Schnabel, U., Zuversicht. Die Kraft der inneren Freiheit und warum sie heute wichtiger ist denn je. München 2018
Schwikart, G., Jeder Tod hat sein Gelächter. Würzburg 2001
Steffensky, F., Das Scheitern, das Lachen und die weinende Weisheit. In: Publik-Forum Extra, Entdecke den Clown in dir. Chancen für ein lebendiges Leben. Oberursel 2004
Stölzel, T., Staunen, Humor, Mut und Skepsis. Philosophische Kompetenzen für Therapie, Beratung und Organisationsentwicklung. Göttingen 2012
Stössel, M., Lob des Lachens. Eine Schelmengeschichte des Humors. Frankfurt a. M., Leipzig 2008
Tarr, I., Lebe deine eigene Melodie. Eine Anstiftung zum Älterwerden. Gütersloh 2012
Veit, E. (Hg.), Das Beste von Karl Valentin. München, Zürich 1998